Rückenschmerzen

ganzheitlich behandeln

Dr. med. Siegbert Tempelhof

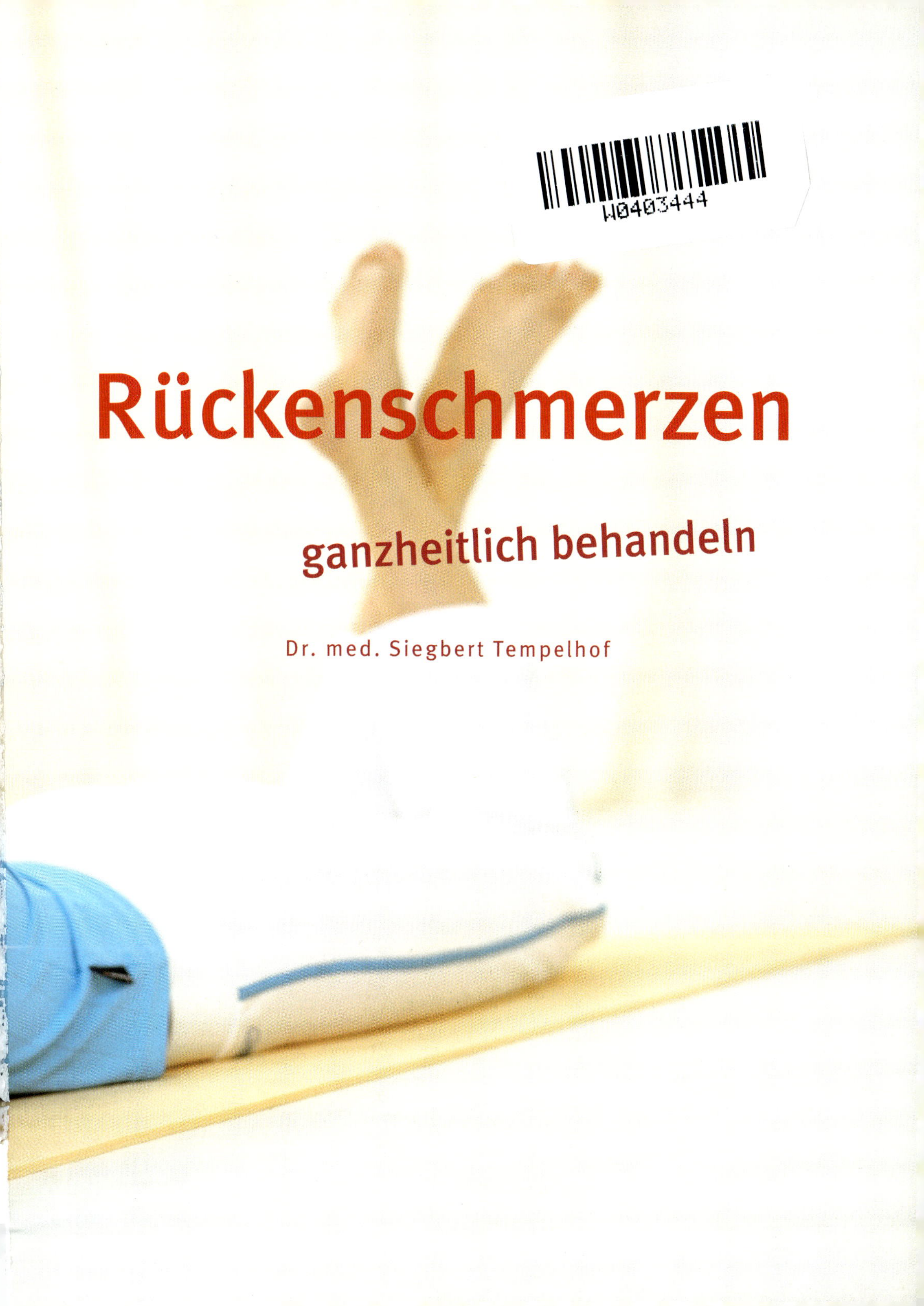

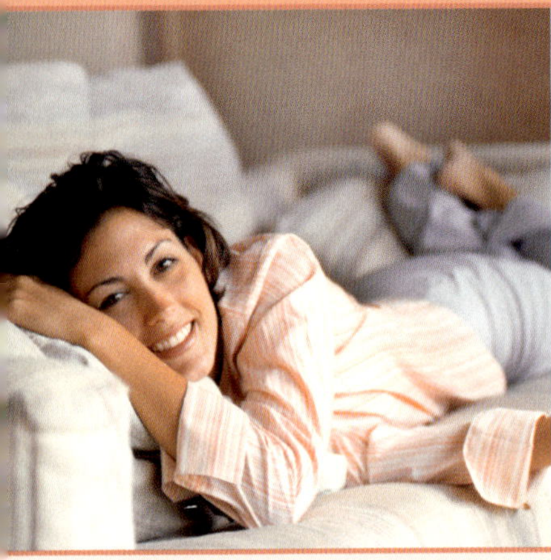

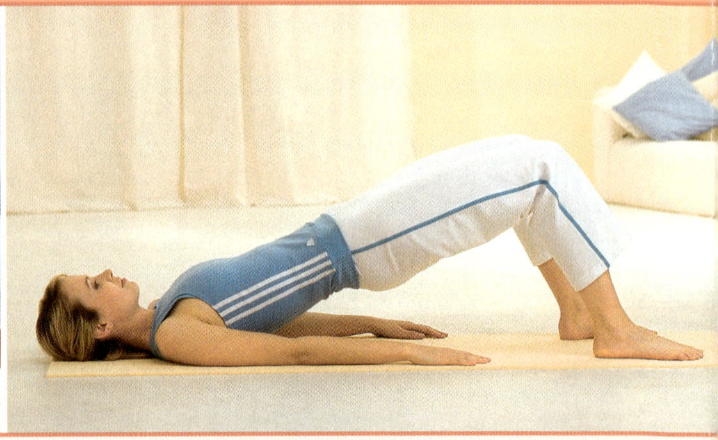

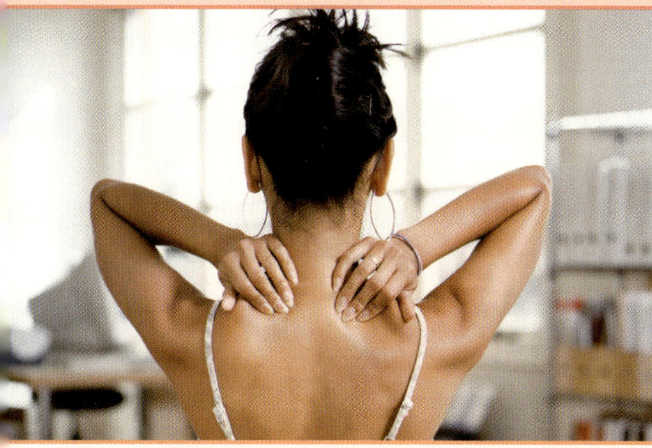

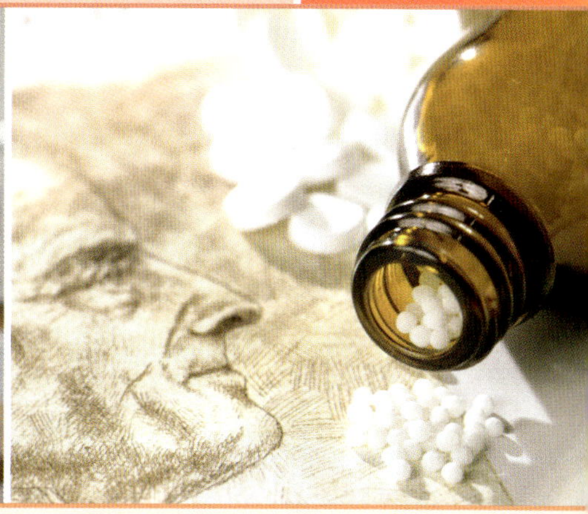

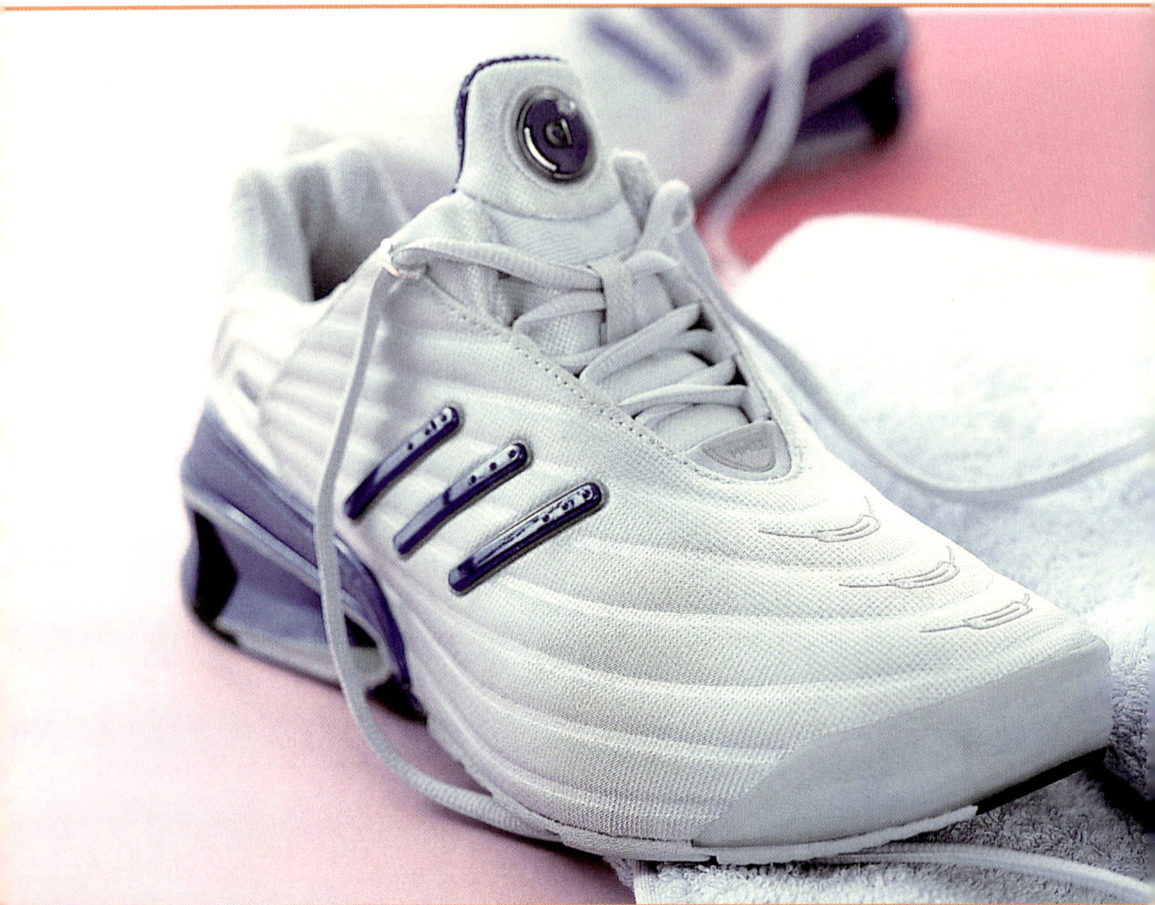

DIE AUTOREN

Dr. med. Siegbert Tempelhof ist Facharzt für Orthopädie in eigener Praxis in München und Königsbrunn/Augsburg. Er ist in den USA ausgebildeter Osteopath sowie Chefredakteur der Zeitschrift »Osteopathische Medizin«. Sein Fachgebiet ist die Behandlung von Erkrankungen des Muskel- und Skelettsystems in der Kombination von schulmedizinischen und komplementären Methoden.

Als Co-Autor für dieses Buch fungiert **Dr. Mathias R. Schmidt**, der für GU die Bücher »Nordic Walking« und »Nordic Fitness« geschrieben hat. Er arbeitet als PR-Berater und freier Autor und betreibt eine Agentur für Öffentlichkeitsarbeit in Fulda.

Frau Pirko Ollilainen, Diplom-Heileurythmistin, hat ihre große Erfahrung über heileurythmische Übungen bei Rückenbeschwerden in das Buch mit eingebracht.

Ein Wort zuvor

Der Mensch ist so alt wie seine Gelenke, so lautet ein wichtiger Sinnspruch des Orthopäden. Gerade die Wirbelsäule des Menschen ist ja aus vielen einzelnen Gelenkverbindungen aufgebaut, wobei sich vor allem die Bandscheiben mit zunehmendem Lebensalter unweigerlich abnutzen. Dieser physiologische Altersverschleiß ist aber nicht als Krankheit im eigentlichen Sinn aufzufassen; nur wenn die Muskeln, Bänder und Nerven mit beteiligt sind, entstehen Beschwerdenbilder, die eine orthopädische Behandlung erfordern.

Die Orthopädie arbeitet primär konservativ, das heißt erhaltend. Neben dem Erkennen und Behandeln von degenerativen Veränderungen der Haltungs- und Bewegungsorgane gehören vor allem auch vorbeugende Maßnahmen dazu.

Unter diesem Aspekt gibt Herr Dr. med. Siegbert Tempelhof im vorliegenden Buch einen guten Einblick in den Aufbau und die Funktion der Wirbelsäule sowie eine Übersicht über ihre Krankheitsbilder. Er stellt die bekannten »Verursacher« von Rückenschmerzen dar und wie sie konservativ-orthopädisch mit physikalischen und bewegungstherapeutischen Strategien behandelt werden.

Ein besonderes Anliegen ist ihm das moderne multimodale Konzept, das in die Behandlung die bio-psycho-sozialen Gesichtspunkte einschließt. Denn unsere körperliche Leistungsfähigkeit, unsere seelischen Stimmungen und unser Gesundheitszustand drücken sich besonders ausgeprägt im Erscheinungsbild des Rückens aus. Mit den vorgestellten Selbsthilfeempfehlungen ist jeder in der Lage, seinen »seelischen« Rückenschmerz anzugehen.

Herr Dr. med. Siegbert Tempelhof ist mir seit vielen Jahren persönlich bestens bekannt; in meiner Tätigkeit als Oberarzt der Orthopädischen Universitätsklinik Homburg/Saar hat er viele Jahre mit mir zusammen ärztlich gearbeitet und dort auch seine Facharztanerkennung für Orthopädie erworben. Im vorliegenden Ratgeber bestätigt er seine Kompetenz, orthopädische und komplementäre Therapieansätze zu vereinen. Aus diesem Grund wünsche ich diesem wichtigen Ratgeber mit aufklärendem Charakter eine weite Verbreitung.

Prof. Dr. med. Dr. h.c. mult. J. Heisel
Chefarzt der Orthopädischen Abteilung
der Fachkliniken Hohenurach I und II
72574 Bad Urach

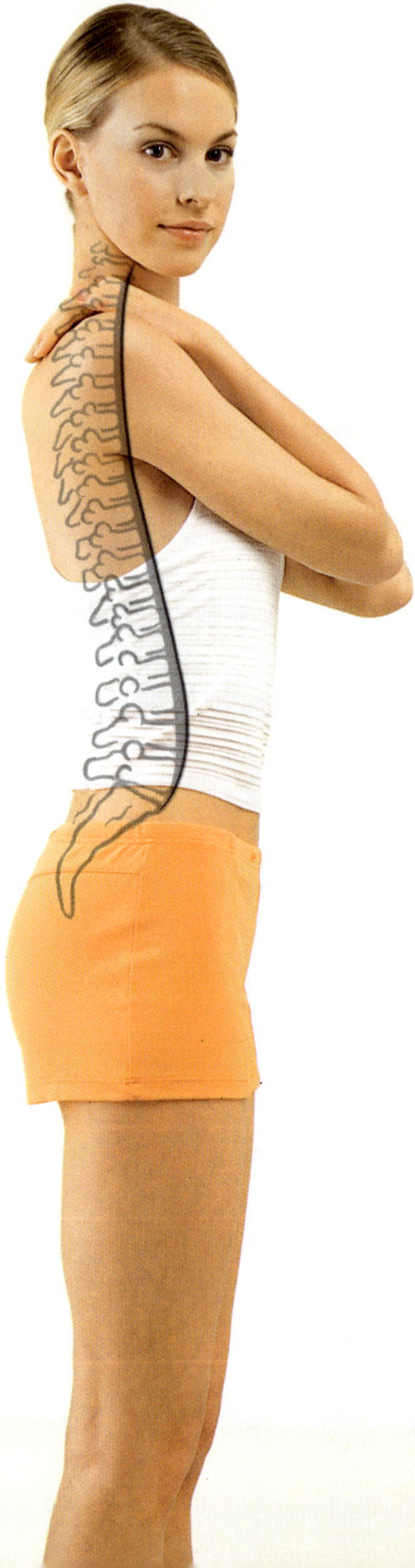

Ihr Rücken – ein komplexes System

Der Rücken hat es in sich. Er gibt Ihnen nicht nur Halt, sondern ist auch ein wichtiges Steuerungs- und Informationszentrum. Auch Ihr Gemütszustand kann sich auf den Rücken niederschlagen. Wenn Sie verstehen möchten, wie und warum Rückenschmerzen entstehen, sollten Sie mit uns eine Entdeckungsreise zu Ihrem Rücken unternehmen!

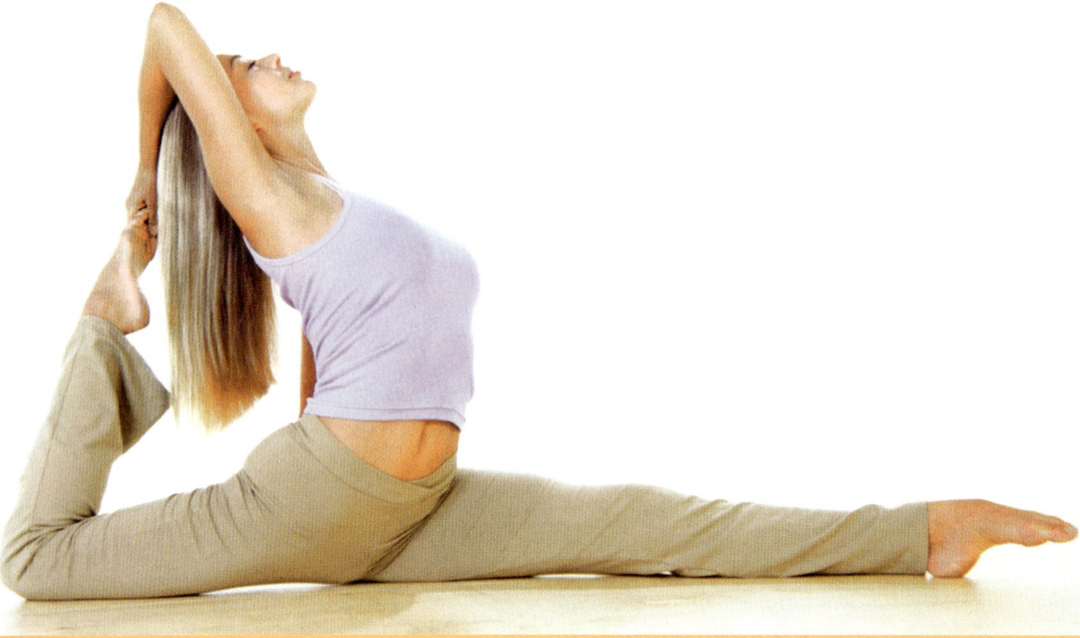

Das Wunder Rücken

Geben Sie es ruhig zu: Normalerweise machen Sie sich über Ihren Rücken keine Gedanken. Erst wenn er schmerzt.

So wie Ihnen geht es den meisten Menschen. Im Vergleich zu den Sinnesorganen, zum Gesicht, ja selbst zum Bauch schenken wir dem Rücken wenig Aufmerksamkeit. Und das ist schade. Denn Rücken und Wirbelsäule erheben uns zum Zweibeiner – und sie sind ein wahres Wunderwerk der Natur.

Der Rücken hat eine komplexe Doppelfunktion: Er gibt dem Körper Stabilität, lässt aber auch größtmögliche Beweglichkeit zu. Gleichzeitig ist er Schutzorgan für das im Rückenmarkskanal laufende Rückenmark, das über unzählige Verschaltungen mit der Rückenmuskulatur und dem Bauchraum verbunden ist. Deshalb ist Ihr Rücken wie kaum ein anderes Organ über die Vorgänge im ganzen Körper »informiert«. Mehr noch: Über wechselnde Muskel- und Gewebespannungen ist er sogar direkt mit den Vorgängen im Nervensystem verbun-

den, mit den positiven ebenso wie mit den negativen. Bei allem, was Sie empfinden, ist Ihr Rücken immer irgendwie dabei.
Deshalb drücken sich Ihre körperliche Leistungsfähigkeit, Ihre Stimmungslage, Ihr Gesundheitszustand im Erscheinungsbild des Rückens ganz besonders aus. Ihre Hoffnungen und Ängste, Freude und Leid schlagen sich buchstäblich auf den Rücken nieder. Wer einen geschulten Blick dafür hat, kann am Rücken sehr viel über einen Menschen ablesen.

Ihr Rücken hat eine Menge zu sagen

Die Wirbelsäule ist Ihr zentrales Organ. Sie ist die Mitte Ihres Körpers und damit auch so etwas wie die Achse Ihres Lebens. Es ist gut, zu wissen, dass bei schweren Unfällen andere Teile des Körpers sehr viel häufiger verletzt werden als der Rücken. So fragil die Wirbelsäule erscheint, so stabil ist sie auch.
Dennoch: Ihr hochleistungsfähiges System Rücken ist auch störanfällig. Oder genauer gesagt: Ihre Diva »Rücken« kann auch zickig reagieren. Sie nimmt es Ihnen übel, wenn Sie sich nicht richtig verhalten. Rückenschmerz ist nämlich sehr häufig nichts anderes als ein Zeichen für körperliche Vernachlässigung oder emotionale Überbeanspruchung. Nur ein kleiner Prozentsatz der Rückenschmerzen lässt sich tatsächlich auf einen Schaden der Wirbelkörper, der Bandscheiben oder der Rückenmuskulatur zurückführen. Der weitaus größte Anteil der Beschwerden beruht auf seelisch-emotionalen Prozessen, auf Überforderung wie auf Unterforderung des natürlichen körperlichen Bewegungsdrangs.
So ist Ihr Rücken eine sensible Antenne für Störungen im Körper. Und weil dem so ist, macht es bei Schmerzen auch nicht viel Sinn, an der Antenne herumzureparieren. Vielmehr gilt es die Ursache des Defekts zu finden. Was sind das für Signale, die die Antenne empfangen hat?
Lernen Sie, in sich hineinzuhören! Geben Sie dem Körper – und besonders Ihrem Rücken – die Aufmerksamkeit, die er verdient. Zu Ihrem eigenen Besten: Denn die meisten Rückenschmerzen lassen sich gut in den Griff bekommen. Bei richtiger Wahl der Therapie können Beschwerden vollständig zum Abklingen gebracht werden. Es gibt nicht viele Krankheiten, Schmerzen oder Beschwerden, bei denen eine so große Heilungschance besteht wie beim Rückenschmerz. Kurzum: Es lohnt sich, Ihrem Rücken näher zu kommen. Er hat mehr Funktionen, als Ihnen bewusst ist, und viel mehr zu sagen, als Sie vermuten.

Phänomen Rückenschmerzen

Menschen, die über Rückenschmerzen klagen, verstehen darunter üblicherweise Schmerzen im Bereich der Lendenwirbelsäule. In der Tat ist die Lendenwirbelsäule mit einem Anteil von rund drei Vierteln aller Fälle der am häufigsten betroffene Wirbelsäulenabschnitt. Betroffen sein können aber auch die Halswirbelsäule und – allerdings eher selten – die Brustwirbelsäule.
Die Lebensqualität des einzelnen Patienten ist oft schwer beeinträchtigt. Dies und die erheblichen ökonomischen Folgen der Volkskrankheit Rückenschmerzen (siehe Info rechts) ließen das politische und medizinische Interesse an diesem Themenkreis in den letzten Jahren sprunghaft ansteigen.

Ein ganz besonderer Teil unseres Körpers

Ihr Rücken hat innerhalb der Organsysteme des Körpers eine Sonderstellung. Sein anatomischer Aufbau ist wesentlich komplizierter, als mancher denkt. Denn der Rücken lässt sich nicht auf das knöcherne Skelett der Wirbelsäule und die Muskulatur reduzieren, sondern er beherbergt einen sehr wichtigen Teil unseres Nervensystems: das Rückenmark (siehe Seite 27). Hier treffen nahezu alle Signale unseres Nervensystems zusammen. Im Bereich des Rückens werden diese Informationen gebündelt, umgeschaltet, weitergeleitet, ausgewertet oder direkt »beantwortet«.

Zum Glück »nur« Rückenschmerzen

Zugegeben: Das klingt ein wenig provokativ. Doch betrachten Sie die Sache einmal ganz nüchtern: Im Gegensatz zu schweren Verletzungen, Krebserkrankungen, Operationen, Stoffwechselerkrankungen, Herzinfarkten, Schlaganfällen und so weiter können akute Rückenschmerzen zu 100 Prozent geheilt werden. Bei wie vielen anderen Erkrankungen ist das so?
Selbst bei chronischen Rückenschmerzen beträgt die Heilungschance volle 100 Prozent – vorausgesetzt, Sie handeln und geben sich nicht auf. Selbst ein bereits aktiviertes Schmerzgedächtnis (siehe Seite 58) mit Veränderungen im Gehirn ist zumindest theoretisch vollständig umkehrbar, da ja kein Gewebe im Bereich des Rückens zerstört wurde.

ZAHLEN ZUM RÜCKEN

BEEINTRÄCHTIGUNG DES WOHLBEFINDENS

- Bis zu 15 Prozent aller Krankschreibungen in Europa werden durch Rückenschmerzen verursacht, in Deutschland sogar noch mehr!
- 30 bis 45 Prozent der Bevölkerung leiden pro Tag an Rückenschmerzen.
- Die Statistiken zeigen, dass unter den Berufstätigen, die jünger sind als 45 Jahre, Rückenschmerzen von allen Krankheiten die Lebensaktivität am häufigsten beeinträchtigen.
- Rückenschmerzen sind bei Männern der häufigste, bei Frauen der zweithäufigste Grund nach Herz-Kreislauf-Erkrankungen für eine Erwerbsunfähigkeit.
- Mehr als 60 Prozent der Rückenschmerzpatienten kehren bei einer Arbeitsunfähigkeit von sechs Monaten aufgrund von chronischen Rückenschmerzen nicht mehr an ihren Arbeitsplatz zurück.

PROBLEMATISCH FÜR DIE VOLKSWIRTSCHAFT

- 17 Prozent aller Neuzugänge der Berufs- und Erwerbsunfähigkeitsrenten sind durch Rückenschmerzen verursacht.
- 36 Prozent aller Heilbehandlungen bei stationären Rehamaßnahmen gehen auf das Konto Rückenschmerzen.
- Ca. 17 Milliarden Euro betragen in Deutschland die jährlichen Folgekosten von Rückenschmerzen.
- 5 bis 6 Milliarden Euro von diesen etwa 17 Milliarden Euro entfallen auf direkte Behandlungskosten, die zu Lasten der Krankenkasse gehen. Der Rest dieses Milliardenschadens wird durch Arbeitsausfälle und Krankengeld verursacht.

DIESE FAKTEN MACHEN MUT

- Die meisten Patienten sind ihre Rückenschmerzen bereits nach wenigen Tagen wieder los, zuweilen kann es allerdings auch zwei bis sechs Wochen dauern.
- Bei 80 Prozent der akuten Rückenschmerzpatienten verschwindet der Schmerz innerhalb von zwei Wochen.

Statistisch gesehen besteht also eine sehr hohe Wahrscheinlichkeit, dass Sie akute Rückenschmerzen schnell wieder loswerden.

Auch chronische Rückenschmerzpatienten können Hoffnung schöpfen: Bei richtiger Therapie und aktiver Teilnahme bestehen auch für sie gute Chancen, dass ihre Schmerzen entweder verschwinden oder zumindest erträglich werden.

Etwas eingeschränkt ist diese ungewöhnlich hohe Heilungschance nur bei spezifischen Gewebeveränderungen, die Schmerzen verursachen. Beispiele dafür sind der auf eine Nervenwurzel drückende Bandscheibenvorfall, eine Bandscheibenentzündung oder ein enger Rückenmarkskanal. Doch auch solche Fälle können zum Großteil durch geeignete Therapien ausgeheilt werden. Ohnehin findet man einen spezifischen Rückenschmerz, der auf eine eindeutige Ursache zurückgeführt werden kann, nur in etwa 15 von 100 Fällen.

Die Schmerzen nicht überbewerten!

In der Mehrzahl aller Fälle liegt bei Rückenschmerzen kein Gewebeschaden vor, mit dem man bis ans Ende seiner Tage leben muss. Vielmehr ist dieser Schmerz ein Phänomen, das vollständig wieder verschwinden kann. Heute weiß man, dass in den vergangenen Jahrzehnten zu schnell und zu oft Gewebeschäden als Ursache der Schmerzen identifiziert worden sind (siehe Info links).

Nur bei einem kleinen Prozentsatz bestehen spezifische Ursachen, die Mehrheit wird von unspezifischen Rückenschmerzen geplagt, die vornehmlich durch unser Schmerzsystem (siehe ab Seite 53) ausgelöst werden.

Allerdings können Verschleißerscheinungen oder andere Veränderungen des Gewebes in der Nähe der Wirbelsäule eine Art Eintrittspforte darstellen und irgendwann Rückenschmerzen nach sich ziehen.

INFO

NICHT JEDER HAT SCHMERZEN

Früher wurden Verschleißerscheinungen an der Wirbelsäule, Bandscheibenvorwölbungen und -vorfälle oft vorschnell als Auslöser der Rückenbeschwerden angesehen. Die heutigen Erkenntnisse sehen ganz anders aus. Denn bei vielen Rückengesunden stellte man erstaunlich häufig Wirbelsäulenveränderungen bis hin zu großen Bandscheibenvorfällen fest, die bei diesen Patienten aber offenbar noch nie einen Schmerz ausgelöst hatten. Verschleißerscheinungen der Wirbelsäule und Bandscheibenvorfälle sind also auch bei schmerzfreien Menschen in nahezu gleicher Häufigkeit zu finden wie bei Patienten, die von Rückenschmerzen geplagt werden.

Nur ein Symptom, keine echte Krankheit

»The Back Pain Revolution« (die Rückenschmerz-Revolution) heißt ein Buch des angesehenen amerikanischen Rückenforschers G. Waddell, das Ende der 1990er-Jahre erschien. Es hat ganz entscheidend zu einem

Umdenken beigetragen. Die Tatsache, dass bei den meisten Patienten mit Rückenschmerzen keine eindeutige schmerzende Struktur zu diagnostizieren ist, hat zu einer neuen Sichtweise über die Entstehung von Rückenschmerzen geführt. Zunehmend versteht man solche Schmerzen heute nur als Symptom, also als Krankheitszeichen, nicht mehr als eigenständige Krankheit. Weitaus größere Bedeutung kommt Schmerzverarbeitungsstörungen, emotionalen, psychischen und sozialen Faktoren zu.

Das bio-psycho-soziale Modell

Vor diesem Hintergrund fasste man die neuen Erkenntnisse unter dem Begriff bio-psycho-soziales Modell zusammen. Dabei steht »bio« für biomedizinische Gründe, also die Gewebeveränderungen, »psycho« für psychische und emotionale Prozesse im Körper und »sozial« für die jeweiligen Bedingungen der Umgebung und Umwelt, denen Patienten ausgesetzt sind.

Jeder dieser Faktoren beeinflusst den Menschen, seine Körperfunktionen und sein Schmerzverhalten in unterschiedlicher Weise. Um diese Zusammenhänge zu verstehen, können Sie sich in den folgenden Abschnitten mit einigen Tatsachen der menschlichen Schmerzverarbeitung vertraut machen. Eines sei bereits vorweggenommen: Damit sich Rückenschmerzen entwickeln, müssen unterschiedliche Faktoren zusammentreffen und unser Schmerzsystem mit Signalen überfluten, sodass wir schließlich Schmerz empfinden. Krankhafte Veränderungen im Körper können manchmal Rückenschmerzen auslösen, psycho-emotionale Prozesse sind aber immer beteiligt.

INFO

HÄUFIGE KRANKHEITEN AM RÜCKEN

- Bandscheiben: Verschleißerscheinungen, Entzündung, Vorfall
- Veränderungen der Wirbelsäule: Veränderungen, angeborene Fehlbildungen, Morbus Bechterew, Morbus Scheuermann (juvenile Kyphose), Skoliosen, enger Rückenmarks- oder Spinalkanal, Wirbelgleiten (Spondylolisthesis), Wirbelrutschen (Spondylolyse)
- Muskelkraftschwäche, Koordinationsstörungen, Instabilitäten
- Gewebeschäden wie Bandreizungen, Knochenbrüche, Osteoporose
- Organstörungen
- Beinverkürzungen
- Synovialzysten
- Tumore

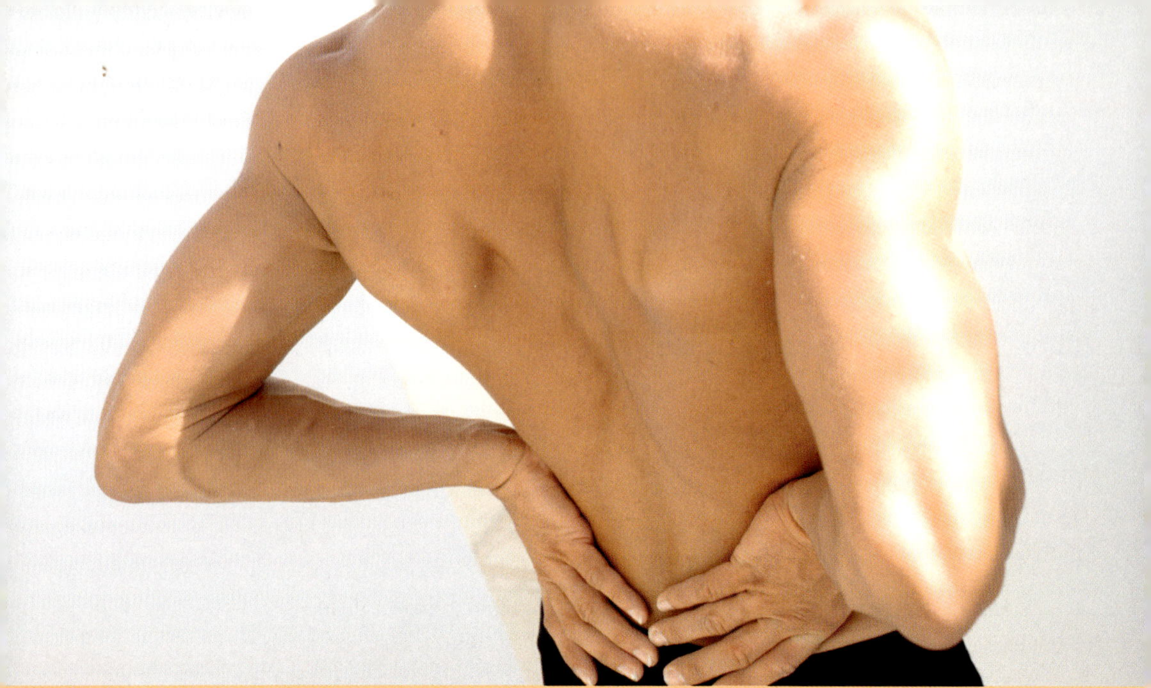

Aufbau und Funktion der Wirbelsäule

Sicher haben Sie schon einmal eine Zeichnung einer Wirbelsäule gesehen und erinnern sich an das Bild eines zweifach gekrümmten Stabs, der aus miteinander verbundenen Knochenkörpern, den Wirbeln, besteht. Und vielleicht ist Ihnen auch bewusst, dass die Wirbelsäule im wahrsten Sinn Ihre tragende Säule ist. Genau aus diesem Grund sind Rückenschmerzen für viele Menschen so bedrohlich: Sie berühren und gefährden nicht nur jene Hauptstütze, sondern sie bedrohen zusätzlich auch die Stabilität der Persönlichkeit. Schon rein äußerlich vermittelt die Haut des Rückens einen Eindruck von Stärke, denn sie zeichnet sich durch einen besonders dicken und robusten Aufbau aus. Entzündliche Prozesse breiten sich hier aufgrund der engen Gewebeverzahnung wesentlich seltener aus, sind dafür aber umso schmerzhafter. Kurzum: Ihr Rücken birgt einige Geheimnisse – und insofern lohnt es sich, den Bereich der Wirbelsäule einmal näher unter die Lupe zu nehmen.

Ihr Wirbelsäulenskelett – genial konstruiert

Unsere Wirbelsäule setzt sich aus 33 bis 34 Wirbeln (siehe Info Seite 16) zusammen, die sich zwar alle ähneln, im Detail aber unterschiedlich gebaut sind. Es gibt keine zwei identischen Wirbel!
Die Wirbelkörper erscheinen äußerlich als massive Bauelemente aus dickem Knochen, bestehen aber in ihrem Inneren aus einem filigranen Gebilde feiner, senkrecht und waagerecht miteinander verbundener Knochenlamellen. Nur die dünne Außenschicht besteht aus kompaktem Knochen. Mit diesem genialen Bauprinzip spart die Natur bei der Wirbelsäule Material und macht das Knochengerüst dadurch leicht, ohne jedoch die Stabilität einzuschränken. Im Gegenteil: Die Wirbelsäule ist gegen Kräfte aus allen Richtungen außerordentlich belastbar. Dazu tragen auch die doppelte S-Form der Wirbelsäule sowie kissenartige Strukturen, die Zwischenwirbel- oder Bandscheiben, zwischen den einzelnen Wirbeln bei. Dazu mehr ab Seite 19.
Grundelement der Wirbelsäule ist ein mehr oder weniger runder Wirbelkörper. Zwei davon abgehende Wirbelbögen bilden einen Hohlraum, den Wirbelkanal, in dem das Rückenmark (Teil des zentralen Nervensystems) verläuft. Durch diese knöcherne Hülle ist das Rückenmark gut geschützt vor Verletzungen. Genau diese Schutzfunktion ist eine weitere wichtige Aufgabe der Wirbelsäule. Vom Wirbelbogen gehen insgesamt sieben Fortsätze ab, und zwar drei Muskelfortsätze sowie vier Gelenkfortsätze, die eine Verbindung mit dem darüber- bzw. darunterliegenden Wirbel schaffen (siehe Illustration Seite 17).

Die Länge der Wirbelsäule

Beim Erwachsenen beträgt die Länge der Wirbelsäule ca. 35 Prozent der gesamten Körperlänge. Im Alter nimmt die Höhe der Wirbelsäule um etwa zehn Prozent oder ca. sieben Zentimeter ab. Die Gründe hierfür sind eine stärkere Ausformung der S-Form und ein Höhenverlust der Bandscheiben durch Abnutzung, so genannte degenerative Prozesse.
Die Wirbelsäulenlänge verändert sich aber nicht nur im Alter, sondern auch je nach Stehbelastung oder Liegeposition. Im Liegen ist die Wirbelsäule ca. 1,5 bis 3 Zentimeter länger, da sich die Bandscheiben mit Gewebeflüssigkeit voll saugen und optimal ausdehnen können.

Die Wirbelsäule – ein doppeltes S

Im Embryostadium weist die Wirbelsäule noch eine gebogene C-Form auf. Beim Neugeborenen ist sie schon etwas aufgerichtet und geht bei Zweijährigen, bedingt durch die Muskelzüge der Nacken- und Lendenmuskulatur sowie die später hinzutretende Schwerkraft beim aufrechten Gang, in die typische doppelte S-Form über.
Die Wirbelsäule hat eine wichtige Funktion als Dämpfungssystem des Körpers, beispielsweise beim Laufen, Rennen oder Springen. Hierbei spielen die Krümmungen sogar eine größere Rolle als die flexiblen Bandscheiben. Noch viel wichtiger als Dämpfungselement scheinen allerdings die Gelenke der unteren Extremitäten zu sein, allen voran das Kniegelenk. Dazu tragen einmal die Gelenkknorpel bei, mehr noch aber die Muskeln und die bindegewebigen Verstrebungssysteme durch eine perfekt koordinierte Anspannung. Daraus folgt, dass die Wirbelsäule nur wirksam entlastet werden kann, wenn die Gelenke der Beine und besonders die Beinmuskulatur voll funktionsfähig sind.

INFO

ES GIBT AUCH NORMABWEICHUNGEN

Bei fünf bis zehn Prozent der Menschen gibt es Abweichungen von den auf Seite 15 geschilderten Wirbelanzahlen: Entweder gehört bei ihnen der erste Kreuzbeinwirbel als beweglicher Wirbel zur Lendenwirbelsäule, oder der fünfte Lendenwirbelkörper ist mit dem Kreuzbein verschmolzen.
Einige solcher Übergangsstörungen können mit vermehrten Rückenschmerzen einhergehen, andere wiederum sind völlig harmlos.
Die Gründe für diese Normabweichungen, die man auch in anderen Übergangszonen der Wirbelsäule finden kann, resultieren aus der Entwicklungsgeschichte des Menschen.

Vier Wirbelsäulenbereiche, vier Aufgaben

Die Wirbelsäule lässt sich in vier Abschnitte unterteilen, in denen sich die einzelnen Wirbel aufgrund ihrer gemeinsamen Aufgabenstellung untereinander stark ähneln. Auf sieben Halswirbel folgen zwölf Brust-, fünf Lenden- und fünf Kreuzbeinwirbel. Letztere sind fest miteinander verwachsen und bilden eine C-förmig gekrümmte Knochenplatte. Die vier oder fünf ebenfalls knöchern

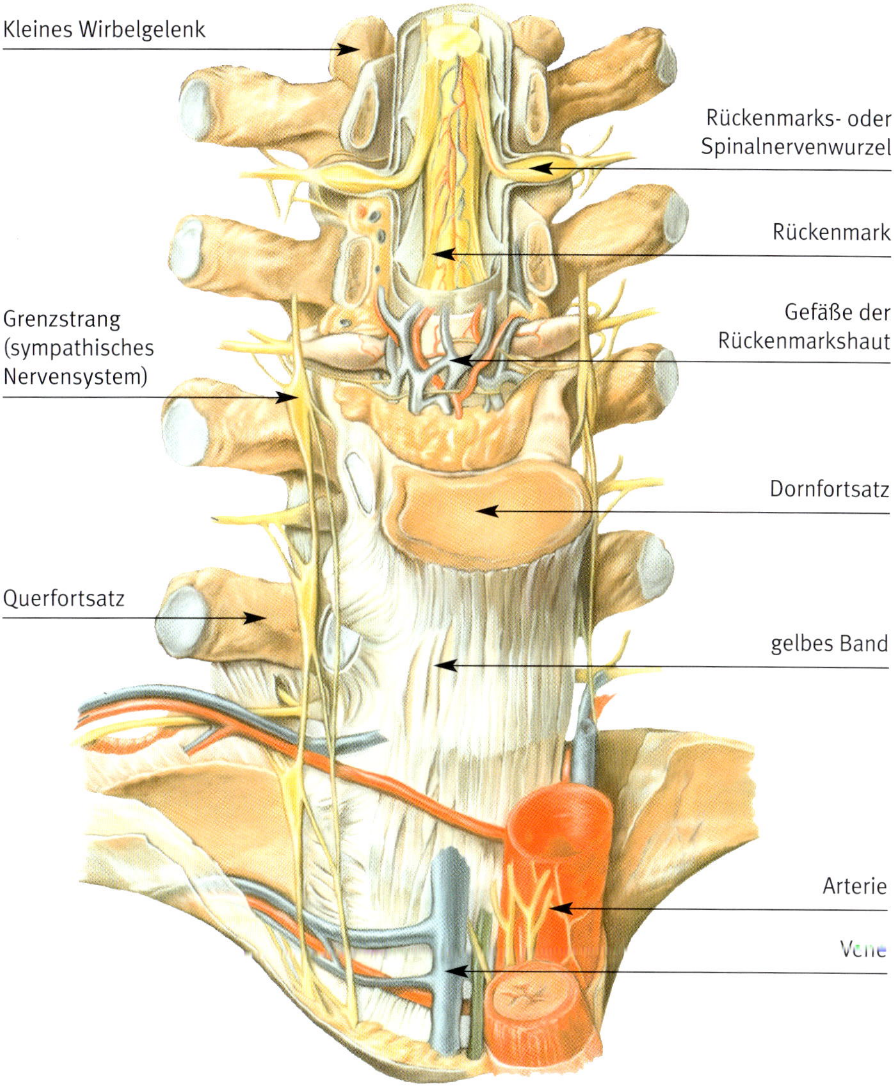

Ausschnitt unserer Wirbelsäule im Bereich der Lendenwirbelsäule mit Blick auf die Rückseite. An den Fortsätzen setzen Muskeln und Bänder an, die die Wirbelsäule stabilisieren.

verschmolzenen Steißbeinwirbel, Rest einer einstigen Schwanzanlage, haben den ursprünglichen Wirbelcharakter gänzlich verloren. Das Steißbein nimmt man zumeist nur wahr, wenn man darauf fällt, denn das ist sehr schmerzhaft. Insgesamt haben wir 24 bewegliche oder freie Wirbel.
Die Wirbel nehmen von der Halswirbelsäule zur Lendenwirbelsäule an Masse und Stabilität zu, da sie mehr Körpergewicht tragen müssen. Dafür büßen sie an Bewegungsfähigkeit ein. Form und Funktion der Wirbelkörper unterscheiden sich also je nach Wirbelsäulenabschnitt erheblich voneinander.

Die kleinen Wirbelgelenke

Diese Wirbelgelenke verzahnen die einzelnen Wirbel miteinander und grenzen durch ihre räumliche Anordnung den Bewegungsumfang der einzelnen Wirbelsäulenabschnitte mehr oder minder deutlich ein.

- Eine flache kugelförmige Anordnung der Gelenke im Bereich der Halswirbelsäule erlaubt dem Hals und in Folge auch dem Kopf eine große Bewegungsfreiheit in alle Richtungen. Die Halswirbelsäule verfügt über die höchste Flexibilität und damit die größte Ausdrucksfähigkeit, was auch den seelisch-emotionalen Bereich mit umschließt.
- Die Brustwirbelsäulengelenke sind in der horizontalen Ebene steil gegeneinander gestellt. Dadurch ermöglichen sie insbesondere Drehbewegungen nach rechts und links, aber auch leichte Beugebewegungen. Diese hohe Beweglichkeit ist erstaunlich, wenn man bedenkt, dass die Gelenkkapseln besonders straff miteinander verbunden sind und zusätzlich noch Rippen tragen, die über Gelenke befestigt sind.
- Eine Sonderstellung nimmt die Lendenwirbelsäule ein, denn ihre Wirbelgelenke sind besonders ausgeprägt miteinander verbunden. Sie zeigen parallel zur Körperlängsachse und lassen so nahezu nur Beuge- und Streckbewegungen zu. Minimale Drehbarkeit und geringe Seitenneigung unterstützen die Stabilität im Lendenwirbelsäulen- und Beckenbereich und gewährleisten damit einen sicheren Gang.

Die kleinen Wirbelgelenke sind wie ein echtes Gelenk mit Gelenkknorpel, Gelenkkapsel mit sichernden Bändern und – sehr wichtig! – Gelenkmuskulatur ausgestattet. Sie führen relativ große Gleitbewegungen gegeneinander aus. Wird die Lendenwirbelsäule nach vorn gebeugt, so bedecken sich nur noch die Hälfte der Gelenkflächen, und entsprechend groß wird der Druck auf die Gelenke. Ganz besonders belastet ist das Wirbelgelenk zwischen dem 5. Lendenwirbelkörper und dem 1. Kreuzbeinwirbelkörper, das große Spannungen auffangen muss.

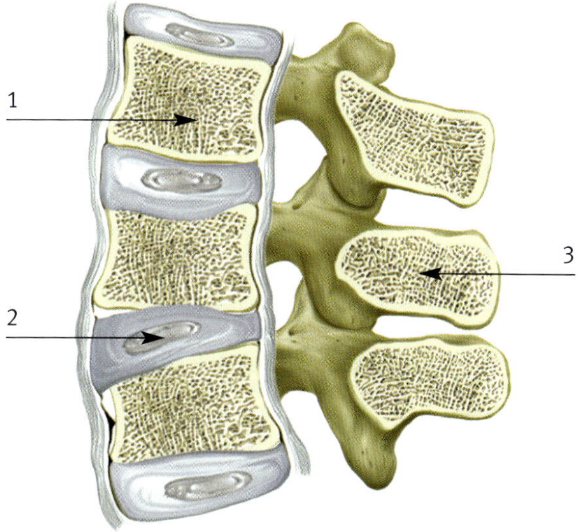

Seitenansicht der Wirbelsäule mit Wirbelkörpern (1), Bandscheiben (2) und Fortsätzen (3).

Die Bandscheiben – außerordentlich stabil

Die Bandscheiben oder Zwischenwirbelscheiben sind mit verantwortlich für die große Belastbarkeit, aber auch für die hohe Flexibilität der Wirbelsäule. Sie nehmen von der Halswirbelsäule zur Lendenwirbelsäule an Dicke zu und machen etwa ein Viertel der gesamten Wirbelsäulenlänge aus. Sie bestehen aus einem äußeren Faserring und einem inneren Gallertring und sind durch ihren Bau in der Lage, große Kräfte aus den unterschiedlichsten Richtungen aufzunehmen. Die Bandscheiben sind so stabil, dass bei Unfällen oftmals eher ein Wirbel bricht, bevor eine Bandscheibe zerreißt.

Während unterschiedlicher Wirbelsäulenbewegungen bleibt der gallertartige Kern nahezu an der gleichen Stelle. Im Bereich der Wirbelgelenke finden jedoch erhebliche Bewegungsausschläge statt. Der Gallertkern hat durch seine Fähigkeit, große Mengen an Wasser zu binden, eine Funktion ähnlich der eines Wasserkissens und kann große Kräfte gleichmäßig auf alle Seiten übertragen. Ab dem 30. Lebensjahr sinkt der Wassergehalt der Bandscheibe. Der äußere Faserring fasert sich zunehmend auf, sodass der Gallertkern nach außen treten und einen Vorfall verursachen kann.

Wie viel Druck auf die Bandscheibe ausgeübt wird, hängt vor allem von der Position des Körpers ab. Im Liegen ist der Druck am geringsten, und der Gallertkern ist in der Lage, Gewebewasser, das als Nährflüssigkeit dient, aufzunehmen. Im Stehen steigt der Druck deutlich an. In bequemen Sitzpositionen kann er wieder leicht abfallen, in ungünstigeren Sitzpositionen weiter steigen. Wenn Sie sich leicht vorbeugen oder – noch schlimmer – bei vorgebeugter Haltung gleichzeitig eine Last heben oder tragen, steigt die Bandscheibenbelastung im Vergleich zum Stehen auf das Doppelte bis Vierfache an. Ein die Bandscheiben schonendes Heben mit geradem Rücken und gebeugten Beinen, wie es die Rückenschulen lehren, macht also durchaus Sinn. Auch bei Vibrationseinwirkungen sind die Bandscheiben besonders verletzungsanfällig.

Die Bandscheiben – häufig überschätzt

So wichtig Bandscheiben für die Wirbelsäule sind, sind sie auch oft an Schmerzprozessen in diesem Bereich beteiligt. Dennoch wird ihre Rolle in der Rückenschmerzentstehung offensichtlich überschätzt. Das gilt insbesondere für die viel zitierten Bandscheibenvorfälle. Denn höchstens drei Prozent aller Rückenschmerzen lassen sich tatsächlich auf Bandscheibenvorfälle zurückführen. Trotzdem kann die Bandscheibe bei sehr vielen Patienten Schmerz verursachen. Grund hierfür könnte eine in zahlreichen Fällen nachgewiesene frühzeitige Degeneration der Bandscheiben sein, auch wenn viele der Patienten mit Bandscheibenverschleißerscheinungen keine Rückenbeschwerden bekommen. Wahrscheinlich müssen bei ihnen noch weitere Faktoren hinzutreten, um einen Rückenschmerz auszulösen. Eine wesentliche Ursache für die Verschleißanfälligkeit der Bandscheibe scheint in der Vererbung zu liegen. Offensichtlich existiert ein Gen, das einen vorzeitigen Verschleiß auslöst. So konnte man familiäre Häufungen von Bandscheibendegenerationen

INFO

BANDSCHEIBEN »ALTERN«

Es wird gegenwärtig von Wissenschaftlern diskutiert, ob der Ausdruck Bandscheibendegeneration, der ja etwas Negatives, Krankhaftes an sich hat, überhaupt richtig ist. Bei den Haaren, bei der Haut, bei der Figur sprechen wir auch nicht von Degeneration, sondern von Alterung und sehen darin durchaus etwas Normales. Ab ca. dem 30. Lebensjahr kommt es zu einem allmählich zunehmenden Verschleiß der Bandscheiben.
Allerdings muss der vorzeitige Verschleiß der Bandscheiben, der nicht altersgemäß verläuft, als krankhaft angesehen werden. Doch auch der vorzeitige Verschleiß bringt nicht automatisch Schmerzen mit sich.

nachweisen. Außerdem wird die Bandscheibe nur bis zum zweiten Lebensjahr durchblutet. Anschließend muss das Gewebe durch Einströmen von Nährstoffen versorgt werden, was nur durch den häufigen Wechsel von Aktivität und Ruhe, von Belastung und Entlastung der Wirbelsäule erreicht wird.

Bandscheiben sind beschwerdenanfällig

Ein Verschleiß der Bandscheibe hat zwangsläufig erhebliche Auswirkungen auf die Statik der Wirbelsäule. Eine Verschmälerung lässt das Bewegungssegment (siehe Info unten) instabil werden. Das kann die Nerven berühren und Schmerzen in den umgebenden Strukturen auslösen. Veränderungen am Gewebe des Gallertkerns können eine entzündliche Reaktion zur Folge haben. Die dabei entstehenden Beschwerden ähneln denen von Bandscheibenvorfällen und verursachen Schmerzen, die bis ins Bein ausstrahlen.
Zusammenfassend lässt sich sagen, dass die Bandscheiben im System der Wirbelsäule die Beweglichkeit stabilisieren und erhöhen. Veränderungen der Bandscheibe können sehr wohl zu Schmerzsyndromen der Wirbelsäule führen, insbesondere dann, wenn noch andere Faktoren hinzutreten.

INFO

DAS BEWEGUNGSSEGMENT

Die Beweglichkeit der Wirbelsäule ermöglichen vor allem die Bandscheibenbereiche, die wie große Gelenke wirken. Der gesamte Bereich um eine Bandscheibe herum wird als Bewegungssegment bezeichnet. Hierzu gehören die Bandscheibe selbst, die kleinen Wirbelgelenke, die Bänder und die Deckplatten der angrenzenden Wirbelkörper. Das Bewegungssegment »L 4/5« beispielsweise bezeichnet Bewegungen des 4. Lendenwirbelkörpers auf dem 5. Lendenwirbelkörper. Die Abläufe des Bewegungssegments werden vor allem durch die Muskulatur gesteuert, die den Segmenten gleichzeitig auch die nötige Stabilität verleiht.
Alle Strukturen des Bewegungssegments sind aufeinander angewiesen und ergänzen sich gegenseitig. Störungen in den Bewegungssegmenten, wie beispielsweise eine degenerierte Bandscheibe, der Verschleiß eines Wirbelgelenks oder eine schlecht funktionierende Muskulatur, können Auslöser von Rückenschmerzen sein.

Stabilisierende Bänder

Diese Gewebestrukturen der Wirbelsäule haben wichtige Sicherungsfunktionen und geben der Wirbelsäule Halt. Man unterscheidet aktive und passive Bänder.

- Die wichtigsten aktiven Bänder sind das gelbe Band, das vordere Längsband und das hintere Längsband. Sie sind immer straff gespannt. Verändert der Mensch seine aufrechte Normalhaltung, so werden diese Bänder unter Spannung gesetzt, daraufhin versuchen sie, wieder ihre Normalstellung einzunehmen. Der Körper spart dadurch Energie in Form von Muskelkraft ein.
- Die passiven Bänder wie die Gelenkkapseln, das Dornspitzenband und das Zwischendornband tragen nur bei Extrembewegungen zur Stabilisierung bei und bremsen die Bewegung. In ihre Normalstellung kehren sie im Gegensatz zu den aktiven Bändern nur durch aktive Muskelkraft zurück.

Die Muskulatur – deutlich unterschätzt

Das Wort Muskulatur leitet sich vom lateinischen Wort »musculus« (Mäuschen) ab. Dahinter steckt im weitesten Sinne die Bedeutung »sich bewegen«. Damit ist die wesentliche Funktion der Muskulatur aufgezeigt: Bewegung. Dagegen hat man ihr früher primär die Funktion des Stützens zugesprochen, also die Aufgabe, das Wirbelsäulenskelett zu stabilisieren. Die Wirbelsäule wurde oft als Mast eines Segelbootes dargestellt, der durch ein Seilsystem (Muskulatur und Bänder) in Position gehalten wird. Man ging davon aus, dass sich durch Stärkung der Muskulatur die Rückenbeschwerden verringern müssten.
Neuere Forschungen zeigen, dass die einzelnen Wirbelkörper nicht nur passiv über Bänder und Knochenführungen stabilisiert werden, sondern vor allem über kleine Muskeln, die in der Tiefe nur über wenige Segmente verlaufen. Neben der bereits bekannten wichtigen stützenden Funktion wird nun der gesamten Wirbelsäule die nicht minder wichtige Funktion der Stabilisierung der einzelnen Bewegungssegmente zuerkannt. Somit müssen im Bereich der Wirbelsäule zwei Muskelsysteme unterschieden werden:

- Die großen, langen, oberflächlich verlaufenden Muskeln haben vor allen Dingen eine Bewegungs- und Stützfunktion.
- Die kleinen, in der Tiefe gelegenen Muskeln üben die äußerst wichtige Stabilisierung der Wirbelsäule aus.

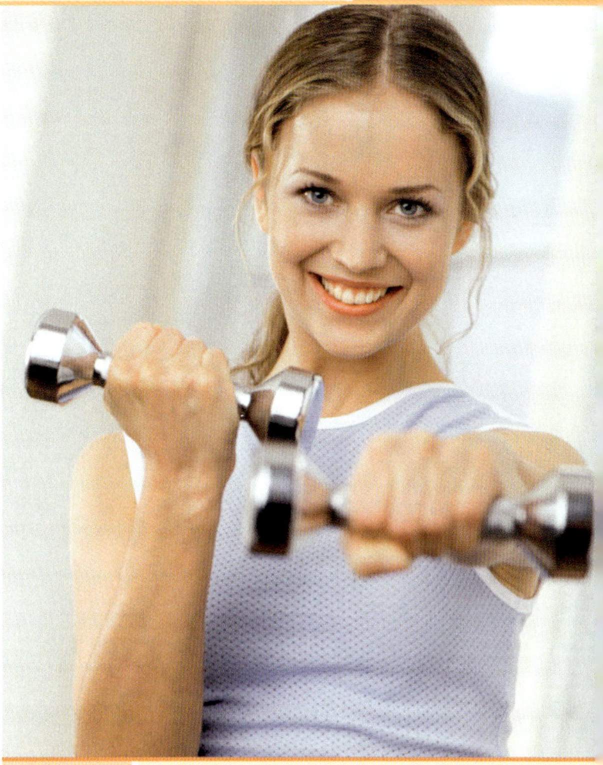

Noch bevor Sie Ihren Arm anheben, wird die Wirbelsäule stabilisiert.

Die lokal stabilisierende Muskulatur

Das Besondere an den kleinen, tief gelegenen Muskeln liegt darin, dass sie sich bereits 80 Millisekunden vor der eigentlichen Bewegung anspannen und die Wirbelsegmente stabilisieren. Man verwendet deshalb den Begriff »lokal stabilisierende Muskulatur«. Selbst wenn Sie nur einen Arm anheben wollen, haben die kleinen tiefen Rückenmuskeln schon vor der eigentlichen Armbewegung Ihre Wirbelsegmente stabilisiert und Ihren Körper auf die Bewegung der Wirbelsäule vorbereitet.

Um in der Wirbelsäule eine gute Kraftübertragung zu erreichen, sind solche stabilisierenden Muskeln auch im Bauchbereich erforderlich. Hier hält der Körper ein ähnliches Geflecht von Bewegungs- und Stabilisierungsmuskeln vor. Während die senkrecht verlaufenden Muskeln für die Rumpfbeweglichkeit sorgen, dienen die mehr in der Tiefe befindlichen waagerecht verlaufenden Bauchmuskeln der Stabilisierung. Sie setzen im Bereich der Wirbelkörper an den Muskelhüllen (Faszien) der tiefen Rückenmuskulatur an. Spannen Sie Ihre Bauchmuskeln an, so spannen Sie gleichzeitig die kleinen, tief liegenden Rückenmuskeln an – und zwar wiederum bereits vor der eigentlichen Bewegung. Damit tragen auch die Bauchmuskeln dazu bei, die Wirbelsegmente zu stabilisieren.

Diese fein abgestimmte und sehr gut koordinierte Muskelfunktion ist bei Rückenschmerzpatienten deutlich gestört. Die kleinen, tief gelegenen Muskeln sprechen bei ihnen erst verspätet zusammen mit den anderen Bewegungsmuskeln an. So haben die Wirbelkörpersegmente ihr geniales System der »vorauseilenden Stabilisierung« eingebüßt.

Weitere stabilisierende Muskelsysteme

Neben der Rücken- und Bauchmuskulatur stabilisieren auch die Beckenbodenmuskeln und die Zwerchfellmuskeln die Wirbelsäule.
Das Zwerchfell spannt sich zeitgleich mit der lokalen Bauchmuskulatur an, also ebenfalls vor Ausführung der eigentlichen Bewegung. Diese stabilisierende Wirkung des Zwerchfells kommt aber nur zum Tragen, wenn Sie korrekt atmen. Gemeint ist damit eine Zwerchfell- oder Bauchatmung im Gegensatz zur flachen Oberkörperatmung. Menschen mit Rückenschmerzen atmen jedoch oftmals gepresst. Das stabilisierende System wird durch den Beckenboden vervollständigt. Auch die Beckenbodenmuskeln spannen sich gleichzeitig mit den stabilisierenden quer verlaufenden Bauchmuskeln an.
Rückenschmerzpatienten nehmen oft die Anspannung (Tonus) bestimmter Muskeln nicht wahr. So vermutet man, dass bei Menschen, die eine schlaffe Haltung an den Tag legen, die oft sitzen und auch dort eher eine schlaffe Sitzhaltung bevorzugen (»in den Bändern hängen«), die lokal stabilisierende Muskulatur zu wenig stimuliert und daher abgebaut wird. In weiterer Folge kommt es zur falschen oder fehlenden Koordination der Muskelgruppen. Einige Studien haben einen Zusammenhang zwischen häufigem Fernsehen und Rückenschmerzen herstellen können. Bei Stressgeplagten kann es zu einer »Übertonisierung« einiger Muskelgruppen kommen, was ebenfalls eine Fehlkoordination zur Folge hat. Als erwiesen gilt, dass ein nicht gut abgestimmtes stabilisierendes Muskelsystem mit schlechter Muskelkoordination die Belastung auf die Bandscheiben und die Bänder deutlich erhöht.

Bewegung ist wichtig

Für Kinder und Jugendliche ist Bewegung besonders wichtig, denn die Wahrscheinlichkeit, Rückenschmerzen zu entwickeln, ist größer bei Kindern, die sich kaum bewegen. So soll eine unzureichende Muskulatur zum Beispiel zu frühzeitigen Knorpelverletzungen der Gelenke und später zu vorzeitiger Arthrose führen. Bereits neun Prozent der zehnjährigen schmerzfreien Kinder haben Bandscheibenveränderungen. Zwei Ursachen sind denkbar: ein angeborener Schaden oder eine unbemerkte Überlastung/Verletzung infolge unzureichender muskulärer Sicherung.

DIE WIRBELSÄULE – EINE FEHLKONSTRUKTION?

Um es gleich vorwegzunehmen: mit Sicherheit nicht! In vielen Lehrbüchern wird das Aufrichten des Menschen vom Vierbeiner zum Zweibeiner als Ursache der häufigen Rückenschmerzen angeführt.

Bei den Menschenaffen und Vorfahren des modernen Menschen findet man noch C-förmig gekrümmte Wirbelsäulen und ein nach vorn gekipptes Becken. Das komplette Aufrichten gab dem Menschen nicht nur Weitsicht, sondern ermöglichte auch die Weiterentwicklung der Arme hin zum universalen Greiforgan.
Die Wirbelsäule nahm durch das Aufrichten eine S-Form an, wodurch sich eine gute Schwingung und Dämpfung erreichen ließen. Der Schädel konnte sich, optimal ausbalanciert auf der Wirbelsäule, speziell im Großhirnbereich umformen. Durch eine deutlich nach innen gerichtete Krümmung im Bereich der Lende ist die Lendenwirbelsäule gegenüber dem Kreuzbein scharf abgeknickt, wodurch die Bandscheiben zwischen Lendenwirbelsäule und Kreuzbein (L4/5 und L5/S1) theoretisch stark belastet sind. Tatsächlich findet man in diesem Bereich besonders oft Verschleißerscheinungen und Bandscheibenvorfälle.

DIE BALANCE VERLOREN?

Die Wirbelsäule ist ein fein ausgesteuertes Balancesystem, an dem unterschiedlichste Strukturen beteiligt sind. Eine Vielzahl kleiner Bewegungsmöglichkeiten addiert sich zu erstaunlich großer Beweglichkeit. Es ist kaum anzunehmen, dass die Natur den Menschen nicht über lange Zeit optimal an die veränderte Statik angepasst hat. Eher stellt sich die Frage, ob wir unseren Rücken noch so nutzen, wie die Natur es vorgesehen hat. Einige Forscher sehen das Problem somit nicht im aufrechten Gang, sondern eher in der heute vorwiegend sitzenden Lebensführung mit unzureichender Bewegung. In der Tat ist die Anzahl der Rückenschmerzpatienten in den westlichen Industrieländern ungleich höher als bei Völkern mit »naturnäherer« Lebensweise. Und zur Zeit der Schwerindustrie mit körperlich hart arbeitenden Menschen soll es weniger Rückenschmerzpatienten gegeben haben als in unserer heutigen ergonomisch gestalteten Umwelt.
Der moderne Mensch bewegt sich kaum mehr. Darauf ist er aber nicht ausgelegt. Gleichzeitig ist eine Zunahme von psychosozialen Stressfaktoren zu verzeichnen, die zu einem veränderten Anspannungsverhalten der Muskulatur führen. Wenn der Mensch sich immer weiter von einer »artgerechten« Lebensweise entfernt, so muss er auch die Folgen hinnehmen.

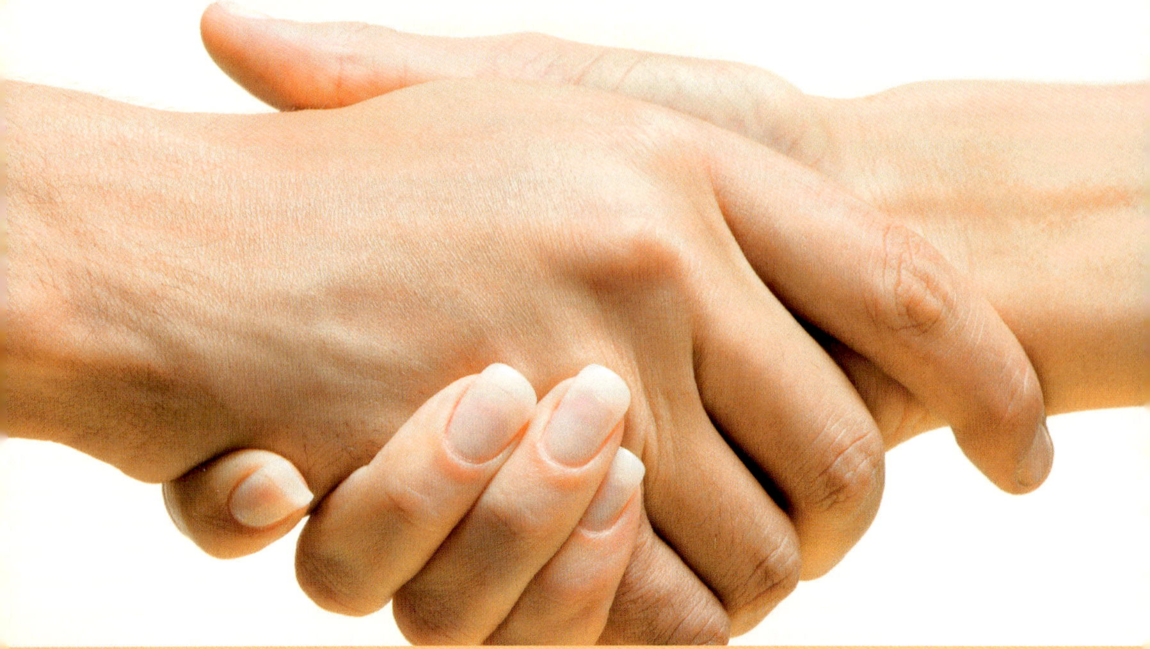

Leitzentrale Ihres Körpers

Fällt der Begriff zentrales Nervensystem, denken viele zuerst an das Gehirn. Doch auch das von der Wirbelsäule umschlossene und auf diese Weise geschützte Rückenmark gehört zum zentralen Nervensystem. Die Wirbelsäule hat also nicht nur die wichtige mechanische Aufgabe, für Stabilität im Körper zu sorgen, sondern sie ist gleichzeitig auch Sitz eines der wichtigsten informationsverarbeitenden Systeme des Körpers.

Wenn im Bereich des Rückens im wahrsten Sinn des Wortes »viel zusammenkommt«, müssen dann Rückenschmerzen zwangsläufig einen lokalen Ursprung haben? Oder kann es nicht vielmehr sein, dass der Rücken als Leitzentrale von Schmerzsignalen aus anderen Körperregionen zeitweise derart überflutet wird, dass sich diese Reize in Form von Rückenschmerzen niederschlagen?

Diese Sichtweise, Rückenschmerz auch mit anderen Problemen des Körpers in Verbindung bringen zu können, hat viel für sich.

Rückenmark – Garant für effiziente Reflexe

Stellen Sie sich das Rückenmark als ein 43 bis 45 Zentimeter langes Rohr vor, das bei den meisten Menschen am zweiten Lendenwirbel aufhört. Darunter gibt es nur noch abgehende Nervenwurzeln. Auf Höhe jedes Wirbelkörpers verlassen jeweils rechts und links zahlreiche Nervenfasern über eine Spinalnervenwurzel (lateinisch spinalis = zum Rückenmark/zur Wirbelsäule gehörend) die Wirbelsäule. Normalerweise hat der Mensch 31 Spinalnervenwurzeln. Eine abgehende Wurzel setzt sich aus einem vorderen Teil mit ca. 200 000 Nervenfasern und einem hinteren Teil mit ca. 600 000 Nervenfasern zusammen.
Über die Nervenwurzeln gelangen Informationen aus der Peripherie, das heißt von der Muskulatur, den Sehnen, den Bändern, der Haut, den Häuten, die Körperhöhlen auskleiden und Organe umhüllen, sowie den inneren Organen, ins Rückenmark und werden weiter ins Gehirn geleitet. Es werden aber auch Steuerbefehle vom Rückenmark in die Peripherie abgegeben. Bestimmte Knotenpunkte von Nervenzellen (Ganglien) in der Nähe der Wirbelsäule sammeln die Informationen (z. B. Schmerz-, Temperatur-, Tast-, Dehnungsempfindungen) und leiten sie in das Rückenmark.
Im Rückenmark verlaufen aber nicht nur Bahnen hin zum Gehirn und weg vom Gehirn, sondern das Rückenmark verfügt auch über einen ausgeprägten »Eigenapparat«, über den eine Vielzahl von lebensnotwendigen Reflexen gesteuert wird. Denn wenn jede Information erst ins Gehirn gemeldet werden müsste, hätte dies eine deutliche Reaktionsverzögerung zur Folge, viele überlebenswichtigen Entscheidungen könnten nicht rechtzeitig getroffen werden. Aus diesem Grund werden über das Rückenmark schnelle und effiziente Reflexe ausgelöst, die völlig unbewusst ablaufen. Diese Reflexbögen laufen zur Haut, zum Bindegewebe, zur Muskulatur, zu den Bauchorganen, zum Schweißsystem, zu den Gefäßen, zum Herz und zu den Lungen.

Machen Sie sich Unbewusstes bewusst

Viele Menschen machen sich kaum Gedanken darüber, dass die meisten Körperprozesse reflexhaft und damit im Unterbewusstsein ablaufen. Nur ein sehr kleiner Bereich ist für unser Bewusstsein zugänglich – und das auch nur, wenn wir uns darauf konzentrieren. Das Muskelsystem ist auf das Engste mit dem

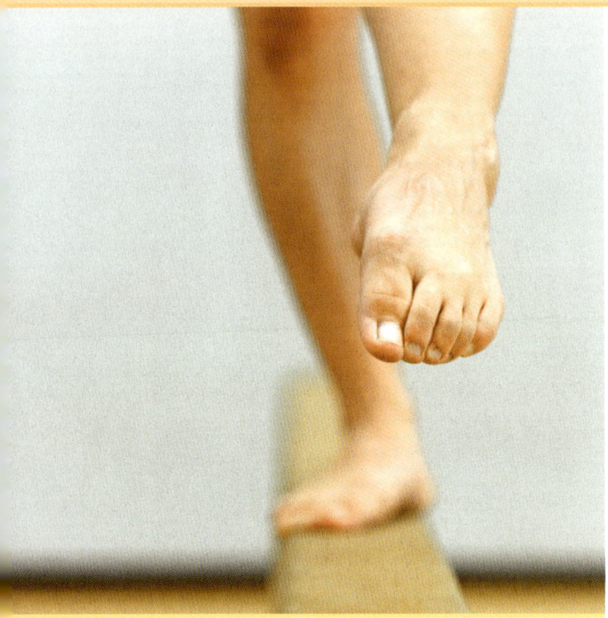

Um Ihr Gleichgewicht halten zu können, führen Sie unbewusste Muskelbewegungen aus.

Nervensystem verbunden. Mithilfe der Muskeln führen wir unsere Bewegungen aus, halten das Gleichgewicht und steuern das Ausdrucksverhalten des ganzen Körpers. Damit unser zentrales Nervensystem im Gehirn überhaupt über die gegenwärtige Lage in allen Bereichen des Körpers im Bilde ist, müssen Millionen von Sinnesorganen und Nervenverbindungen jede noch so kleine Änderung registrieren und weitermelden. Damit der Körper sofort reagieren kann, müssen diese Steuerungsprozesse blitzschnell und verzögerungsfrei ablaufen – und das geht nur unbewusst. Hätte dies die Natur unserem Bewusstsein überlassen, wären wir längst ausgestorben.

Kurzum: Es gibt im Körper weitaus mehr unbewusste Vorgänge als bewusste. Diese automatisierten Abläufe haben in früheren Zeiten unser Überleben gesichert und sind bis heute nahezu unverändert erhalten. Unbewusste Vorgänge entstehen vor dem Hintergrund der Lebensumstände eines Individuums. Dazu gehören der Trainingszustand der Muskulatur, die Funktion des vegetativen Nervensystems, die vererbten Anlagen, erlernte Fähigkeiten, die soziale Einbettung, die persönliche Zufriedenheit, die subjektive Lebenserfüllung, die psychische Gesamtverfassung, die emotionale Stabilität und vieles mehr.

Nur bedingt sind wir fähig, uns einige Abläufe bewusst zu machen und bestimmte reflexmäßige Abläufe durch Training zu beeinflussen. Ein Beispiel: Sie wissen, dass Sie sich in einer bestimmten Situation (z. B. ein Vortrag, ein Konflikt) oder bei der Begegnung mit bestimmten Menschen jedes Mal im Rückenbereich stark verspannen. Sie bäumen sich auf. Dieser unbewusste Reflex kann zum Rückenschmerz führen. Sind Sie aber in der Lage, diesen Zusammenhang zu erkennen, können Sie Ihren Körper dahingehend trainieren, in unangenehmen Situationen ganz entspannt zu bleiben.

Sehen Sie Ihren Körper ganzheitlich

Gerade die Wirbelsäule ist ein Organ, das nicht isoliert betrachtet werden kann, sondern in Beziehung zu anderen Organsystemen gesetzt werden muss. »Ganzheitlich« bedeutet ja eben, den Körper in seiner Gesamtheit zu erfassen. Die anatomischen Gegebenheiten machen es uns dabei leicht.

Rückenschmerzen können von verschiedenen umliegenden Organen verursacht werden – zum Beispiel vom Herz, von der Leber, dem Magen, der Bauchspeicheldrüse, dem Darm, der Gebärmutter, den Nieren sowie der Prostata. Grund für diesen Zusammenhang sind die vielfältigen Verschaltungen des Rückensystems mit anderen Organsystemen.

Die Nerven, die ein inneres Organ versorgen, gelangen auf Höhe bestimmter Wirbelsegmente in das Rückenmark und sind dort mit der Haut, dem Bindegewebe und der Muskulatur verschaltet. In bestimmten Hautarealen und Muskelregionen des Rückens kann es so zu Schmerzen, zu einer vermehrten Berührungsempfindlichkeit, zu größeren Verspannungen der Muskulatur, einer Gefäßverengung, gestörter Schweißsekretion oder zu einer Aufrichtung der kleinen Rückenhärchen kommen.

Alles hängt miteinander zusammen

Neben den anatomisch nachvollziehbaren Verbindungen gibt es auch Reflexverbindungen, deren Kenntnis jahrtausendealter Erfahrung zu verdanken ist. Für jeden Bereich des Körpers gibt es Reflexpunkte, die vor allem durch die fernöstliche Medizin bekannt wurden. Solche Punkte, die besonders für den Rücken wichtig

INFO

VIELFÄLTIG VERSCHALTET

Ein im Rückenmark ankommender Reiz wird in vielfältiger Weise mit anderen Organsystemen verschaltet. Ein plastisches Beispiel für diese Verknüpfung ist die Tatsache, dass der Mensch bei einem Herzinfarkt gleichzeitig Schmerz im Bereich des linken Arms, in der Brustwirbelsäule, im Kiefer oder in den Zähnen verspüren kann.

Wenn solche »Reflexbögen« auch in erster Linie unbewusst ablaufen, so können sie doch – bewusst oder unbewusst – durch das Gehirn beeinflusst sein, z. B. durch emotionale und seelische Faktoren.

sind, befinden sich am Fuß, an der Hand, im Mund (Zähne, Zahnstellung, Zahnfleisch), an der Stirn, dem Ohr, dem Nacken, der Bauchdecke. Die Körperhöhlen sind mit hochsensiblen Häuten (wie dem Bauchfell und Brustfell) ausgekleidet, die auch die inneren Organe umhüllen. Diese Häute sind wie auch die inneren Organe zum größten Teil an der hinteren Rückenwand angeheftet. Nun werden Sie verstehen, dass sich Störungen im Bauchbereich in Form von Rückenschmerzen auswirken können. Behandlungsmethoden wie die Osteopathie, die Fehlstellungen beseitigen kann, haben Modelle der Schmerzentwicklung geliefert und sich als sehr hilfreich erwiesen.

Die Muskulatur ist ein komplexes Gefüge, das nur in der Zusammenschau aller beteiligten Systeme gesehen werden kann. Zweifellos ist die Versorgung mit Nervenfasern maßgeblich für die Muskelfunktion verantwortlich. Doch die ebenfalls notwendigen chemischen Prozesse für die Muskelfunktionen stellt das Stoffwechselsystem sicher, und das Kreislaufsystem schafft Energieträger und hormonelle Informationen heran und transportiert andere verbrauchte Stoffe wieder ab. Die reibungslose Funktion der Muskulatur hängt also von der Leistungsfähigkeit des gesamten Organismus ab.

Ein gesunder, funktionstüchtiger und schmerzfreier Rücken setzt einen gesunden Gesamtorganismus voraus. Und auch das Gegenteil gilt: Ein kränkelnder Organismus kann seinen Schmerz auch im Bereich des Rückens offenbaren.

»Ganzheitlich« heißt auch »seelisch-emotional«

Eigentlich wäre in diesem Zusammenhang das Wort »psychisch« der passende Begriff, doch der ist leider negativ belegt. »Psychisch« wird von der Mehrheit der Menschen als »verrückt« und »nicht ganz normal« interpretiert. Dabei besteht längst Einvernehmen darüber, dass Körper, Geist und Seele zusammengehören. Und die meisten Patienten möchten auch in diesem Sinn behandelt werden. Man kann die Organsysteme eben nicht auf ihre Anatomie reduzieren. Jede Organfunktion ist Ausdruck des seelisch-emotionalen Erlebens – und genau das steckt in dem Ausdruck Psyche. Die Psyche ist an allen Geschehnissen, die mit dem Körper und der Umwelt zu tun haben, unmittelbar beteiligt. Eine seelisch-emotionale Regung löst automatisch Muskelreaktionen mit aus. Körper und seelisches Erleben beeinflussen sich gegenseitig. Psychisches Erleben und körperliche Reaktion sind miteinander verbunden.

Wozu brauchen wir Gefühle?

Wenn uns die Psyche mit all ihren begleitenden Emotionen derart viele Probleme bereiten kann, so muss die Frage erlaubt sein, wozu Emotionen überhaupt gut sind. Die Antwort ist einfach.

Das menschliche Gehirn muss Millionen von Reizen verarbeiten, die dem zentralen Nervensystem unaufhörlich von allen Informations- und Sinnessystemen gemeldet werden. Wie soll das Gehirn da zwischen Wichtigem und Unwichtigem unterscheiden? Antwort: indem bestimmte Informationen mit negativen oder positiven Bewertungen versehen sind und damit bei der Beachtung und Verarbeitung vorrangig behandelt werden.

Emotionale Verarbeitung ist auch ein wesentlicher Bestandteil aller Lernvorgänge. Emotionen sind also eine Art Filter für Informationen, und sie sind rein subjektiv. Diese Vielseitigkeit und Unvorhersehbarkeit von Emotionen machen aus jedem Menschen ein unverwechselbares Individuum.

ENGE NACHBARN: IMMUNSYSTEM, SCHMERZSYSTEM, NERVENSYSTEM UND EMOTIONALES SYSTEM

INFO

Jeder weiß, dass bei einer Infektion Erreger in den Körper eindringen und dadurch das Immunsystem aktivieren. Ein Abwehrkampf beginnt.

Doch auch psychische Faktoren wie Stress oder andere emotionale Ereignisse stimulieren das Immunsystem. Ebenso können Gedanken, Gefühle, Handlungen das Immunsystem aktivieren und Krankheitszeichen auslösen.

Mit anderen Worten: Das Seelenleben eines Menschen beeinflusst Gehirnstrukturen, die wiederum auf das Nervensystem, das Immunsystem und das Schmerzsystem einwirken. Immunsystem, Nervensystem, emotionales System und Schmerzsystem beeinflussen sich gegenseitig.

Bei einem Patienten mit Rückenschmerzen muss man also die Ursachen, aber auch die möglichen Therapieansätze in einer Veränderung dieser Systeme suchen. Denn die Forschung hat in den letzten Jahren herausgefunden, dass nicht eine einzelne Therapiemethode zum Erfolg führt, sondern dass vielmehr mehrschichtig vorgegangen werden muss, um alle betroffenen Ebenen anzusprechen.

SPIEGEL DER BEFINDLICHKEIT

»WIE GEHT ES IHNEN?« – EINE FLOSKEL MIT HINTERSINN

Sie verwenden diese Redewendung täglich, haben aber vielleicht noch nie über deren tieferen Sinn nachgedacht. Wieso »geht« es jemandem gut oder schlecht? In dieser Formulierung kommt die besondere Bedeutung des Gehens für den Menschen zum Ausdruck. Gut gehen zu können, sprich: gesund zu sein, hatte in der Frühzeit existenzielle Bedeutung. Denn durch das Gehen wird der Mensch zum Zweibeiner und »erhebt« sich damit über die Vierfüßler. Biologische Voraussetzung dafür war und ist die Aufrichtung der Wirbelsäule.
Interessanterweise fällt das Laufenlernen beim Kleinkind mit dem Erlernen der Sprache zusammen. Hier besteht ein enger Zusammenhang. Im Lauf der Menschheitsgeschichte haben wir den Blick für die tiefere Bedeutung vieler Worte und Redewendungen verloren. Doch die Sprache hat den ganzheitlichen Aspekt von Körperlichkeit und seelischen Prozessen von jeher sehr gut abgebildet. Somit steckt hinter der heute floskelhaft verwendeten Formulierung »Wie geht es Ihnen?« im Kern die Frage »Ist mit deinem Rücken alles in Ordnung?« – eben weil erst ein gesunder Rücken gutes Gehen ermöglicht.

LASSEN SIE SICH NICHT VERBIEGEN!

Von Menschen, die sich nicht kleinkriegen lassen, sagt man, sie hätten »Rückgrat«. Dahinter verbergen sich Werte wie Standhaftigkeit, Mut, Gradlinigkeit. »Rückgrat haben«, das bedeutet Haltung bewahren, sich behaupten (das Haupt aufrecht halten), unbeugsam sein, sich nicht verbiegen lassen. Wird ein von außen oder innen einwirkender Druck zu groß, können Sie Ihre »Standhaftigkeit« aber auch verlieren. Sie können die Haltung nicht mehr wahren und müssen sich dem Druck beugen. In einer solchen Situation ist man dann im wahrsten Sinn des Wortes gebeugt, niedergeschlagen, gebrochen, zusammengestaucht. Sie stehen mit dem »Rücken an der Wand« – soll heißen, Sie brauchen eine Stütze. Jetzt ist jemand willkommen, der Ihnen den »Rücken stärkt«.
Überlegen Sie einmal, welche Energien von Ihrem Körper bereitgestellt werden müssen, um »aufrecht« zu bleiben, und welche Spannung, welche »An-Spannung« die Muskulatur aufbringen muss, um Gradlinigkeit und Standhaftigkeit zu wahren. So jemand gilt dann als »aufrechter« Charakter. Man kann ihn nicht »beugen« – was der solchermaßen gelobten Person allerdings langfristig nicht gut tun wird. Die Daueranspannung führt deshalb langfristig zur Erschöpfung des Gewebes und damit zu Schmerzen.

HALTEN SIE SICH NUR MIT MÜHE AUFRECHT?

Die meisten Rückenschmerzpatienten wollen sich zunächst nicht eingestehen, dass möglicherweise ein (über)großer Druck auf ihren Schultern lastet, gegen den sie sich permanent stemmen müssen. Oft liegt die Ursache im Beruf, wo die Arbeitsbelastung einfach zu hoch ist oder die Arbeitszeit zu lang. Unzufriedenheit mit den Arbeitsbedingungen, ständiger Kleinkrieg mit den Kollegen, Ärger mit dem Chef – all dies können Faktoren sein, die zur Entstehung von Rückenschmerzen beitragen. Auch die Aufgabe oder die Rolle innerhalb der Familie kann Sie belasten und eine Daueranspannung auslösen.

Nahezu alle Menschen müssen ein bestimmtes Anforderungsprofil erfüllen. Die wenigsten können tatsächlich ihr Leben nach den eigenen Bedürfnissen ausrichten. Die Unerreichbarkeit selbst gesetzter Ziele, ein Scheitern und der eventuelle Neuanfang verlangen eine kräftezehrende »Aufrechthaltung«. Je weniger Selbstbestimmung Ihnen vergönnt ist und je höher der auf Ihnen lastende Druck ist, unbedingt »zu funktionieren«, desto größer ist die Wahrscheinlichkeit, dass Sie Muskelspannungen aufbauen und in weiterer Folge Rückenschmerzen entwickeln. Auch Verletzungen seelischer Art können zu Schmerzen und körperlichen Beschwerden führen. Rein sprachlich gibt es, völlig korrekt, keinen Unterschied zwischen einer körperlichen und seelischen »Verletzung«. Auch ein großer Verlust, eine einschneidende Lebensveränderung oder andere emotional bewegende Ereignisse können zu Anspannungen führen.

Wer heute unter körperlichen Beschwerden leidet, sucht die Ursache dafür in der Regel zunächst nicht im persönlichen, familiären und sozialen Umfeld. Diese Abwehrhaltung schafft aber oftmals die Grundlage für weiter gehende Beschwerden. Dass man es im Leben immer wieder einmal mit Problemen und Konflikten zu tun hat, ist ganz normal. Entscheidend ist, wie Sie damit umgehen. Denn eine falsche Herangehensweise kann Schmerzen nach sich ziehen.

DIE HALTUNG SPIEGELT DIE SEELE

Jeder weiß, dass der Gesichtsausdruck das Seelen- und Gefühlsleben eines Menschen unmittelbar widerspiegeln kann. Viel weniger jedoch wird beachtet, dass auch die Körperhaltung – die Form des Rückens – Persönlichkeit und seelisches Befinden eines Menschen zum Ausdruck bringt. Der Mensch kommuniziert also nicht allein mit Worten, sondern auch mit der Körpersprache. Neben der Gesichtsmuskulatur (Mimik) kommt hierbei der Rückenmuskulatur eine ganz wichtige Rolle zu. So lässt ein trauriger, mutloser oder gedemütigter Mensch seine »Flügel«, sprich die Schultern hängen, während der Erfolgreiche, Stolze erhobenen Hauptes und mit geradem Rücken daherkommt.

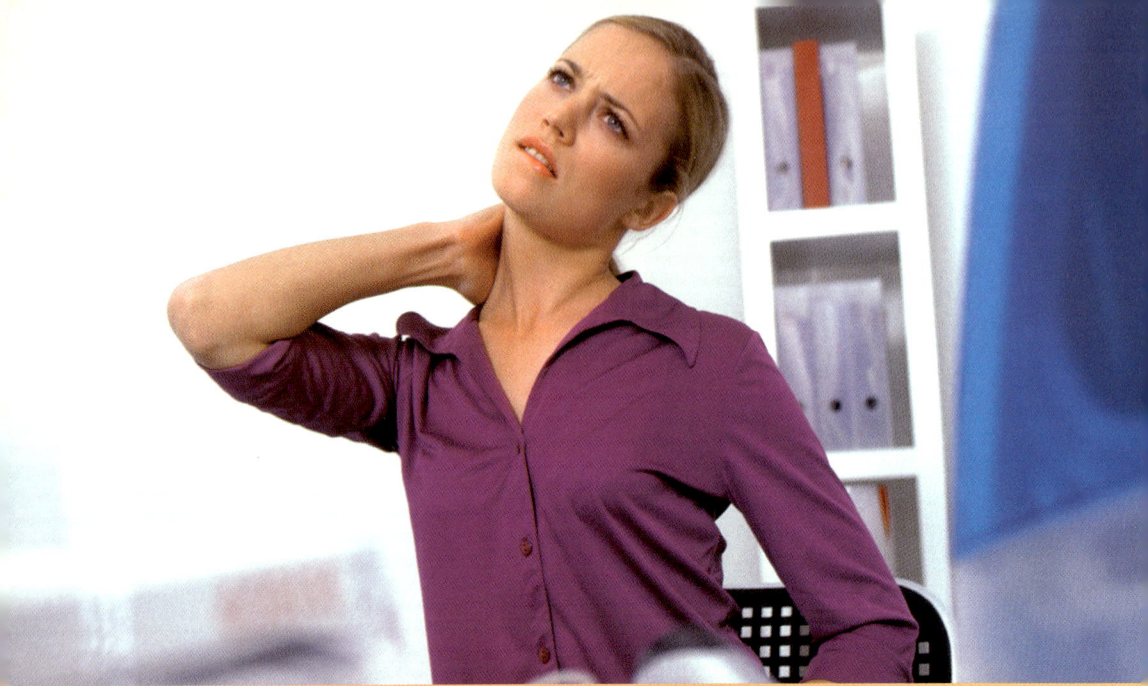

Rückenschmerzen in der Schulmedizin

Seit vielen Jahren ist es üblich, Beschwerden als akute oder chronische Rückenschmerzen einzustufen. Akut nennt man einen Rückenschmerz, der innerhalb von sechs Wochen wieder vollständig verschwindet. Chronisch sind Beschwerden nach dieser Unterteilung dann, wenn sie länger als drei Monate anhalten. Ein verlängerter akuter Rückenschmerz tritt in einem Zeitraum von sechs bis zwölf Wochen auf. Viele Fachleute beurteilen diese vereinfachende Sichtweise inzwischen eher kritisch. Denn Rückenschmerzen treten meist periodisch auf: Sie kommen und gehen – und entziehen sich damit einer pauschalen Zuordnung.

Von Bedeutung ist auch, ob die Schmerzen erstmalig oder wiederholt auftreten. Bei manchen Patienten kann man aus medizinischer Sicht bereits nach weniger als sechs Wochen von chronischen Rückenschmerzen sprechen. Die Einteilung der Beschwerden aufgrund der Zeitdauer kann also nur ein Anhaltspunkt sein.

Akut oder chronisch?

Zwischen akuten und chronischen Rückenschmerzen gibt es grundlegende Unterschiede hinsichtlich des Charakters und der Entstehung.

- Der akute Schmerz ist ein Alarmsignal des Körpers, auf das wir reflexartig reagieren, um aus der Gefahrenzone zu kommen. Dabei unterstützt uns der Körper durch die Aktivierung von schmerzunterdrückenden Stoffen, um den Schmerzreiz schnell zu beseitigen (siehe Seite 58).
- Wirken Schmerzen länger ein, ziehen sie körperliche Folgen nach sich. Es kommt zu einer erhöhten Schmerzwahrnehmung des Körpers, indem das Nervensystem eine Überempfindlichkeit gegenüber Schmerzen aufbaut oder, noch schlimmer, eine Verknüpfung zu den emotionalen Zentren im Gehirn herstellt. So entsteht eine Art Schmerzgedächtnis, der akute Schmerz wird zum chronischen Schmerz.

Während der Schmerzreiz beim akuten Schmerz von der Peripherie des Körpers zum Nervensystem transportiert wird, können beim chronischen Schmerz bereits Emotionen (Belastungen, Überlastung, das Denken an den Schmerz, Angst oder eine negative Einstellung) Schmerzen auslösen. Bei solchen Patienten kann der Schmerz also vom Nervenzentrum aus in der Peripherie des Körpers aktiviert werden. Das heißt: Hier können Gefühle und Gedanken Schmerzen auslösen. Auf diese Zusammenhänge wird ab Seite 58 näher eingegangen.

Spezifisch oder unspezifisch?

Dies sind zwei weitere Begriffe, mit deren Hilfe der Mediziner den Charakter der Rückenschmerzen und die Behandlungsmöglichkeiten einkreist.

- Lässt sich die Ursache der Schmerzen identifizieren, so handelt es sich um einen spezifischen Rückenschmerz. Beispiele sind eine Fraktur, eine Nervenwurzelkompression durch einen Bandscheibenvorfall oder einen engen Spinalkanal, eine Bandscheibenentzündung. Solche eindeutig erkennbaren Gründe gibt es allerdings nur bei weniger als 15 Prozent aller Fälle.
- In mehr als 85 Prozent der Fälle ist keine eindeutig nachweisbare Ursache für die Rückenschmerzen festzustellen. Hier spricht man von unspezifischen Schmerzen. Rückenschmerzen sind meist ein sehr vielschichtiges Problem, für das es häufig mehrere Auslöser gibt.

Der Rücken warnt

Sie wissen inzwischen, dass Ihr Rücken eine Art Empfangssystem ist, das eine Vielzahl von (Warn-)Meldungen entgegennimmt und weiterleitet. Je nach Wichtigkeit des Signals lässt der Rücken in übertragenem Sinn gelbe und rote Warnlampen aufleuchten.

Gelbe Warnzeichen: So geht's nicht weiter!

Gelbe Warnzeichen können durch emotionale, soziale und psychische Faktoren ausgelöst werden. Mögliche Ursachen sind Problemkonstellationen, Überforderungen oder Konfliktsituationen, die für den Patienten oft zunächst gar nicht ersichtlich sind. So gehen depressive Verstimmungen oder Depressionen häufig mit Rückenschmerzen einher. Gleiches gilt für Frust am Arbeitsplatz.
Wo solche auslösenden Ursachen identifiziert werden können, darf nicht viel Zeit vergeudet werden. Denn aus Risikofaktoren entstehen schnell chronische Rückenschmerzen. Wenn Sie bei sich mehr als zwei der Anzeichen erkennen, die in der Info rechts aufgeführt sind, und ohnehin zu Rückenschmerzen neigen, sollten Sie einen Rückenschmerz-Experten aufsuchen.

Rote Warnzeichen: Sofort handeln!

Rote Warnzeichen weisen auf Krankheiten hin, die zusätzlich Rückenschmerzen auslösen können. Das sind dann spezifische Rückenschmerzen. In solchen Fällen muss es also darum gehen, die Krankheit, die die Rückenschmerzen ausgelöst hat, herauszufinden und zu behandeln.
Allerdings werden Rückenschmerzen nur in etwa drei Prozent der Fälle durch schwerere Erkrankungen wie eine Bandscheibenentzündung verursacht. Von 100 Rückenschmerzpatienten liegt also vielleicht bei drei Patienten ein tatsächlicher Gewebeschaden vor, der eine sofortige Therapie erfordert.
Rückenschmerzen können aber auch Ausdruck anderer Organerkrankungen sein. Einem Herpes zoster (Gürtelrose) können Rückenschmerzen vorausgehen. Und auch ein Dünndarmgeschwür, eine Bauchspeicheldrüsenentzündung, Herzfunktionsstörungen und ein verändertes Gefäßsystem mit Ablagerungen oder Aussackungen können Rückenschmerzen verursachen.

GELBE WARNZEICHEN

Folgende Faktoren können Rückenschmerzen auslösen, verschlimmern oder fixieren, sodass sie chronisch werden. Jeder Faktor kann unabhängig von den anderen zu Rückenschmerzen führen. Je mehr Faktoren bestehen, desto größer wird die Wahrscheinlichkeit, Rückenschmerzen zu entwickeln oder ständig zu haben.

- Depressionen, Ängste, depressive Verstimmungen
- Zurückliegende oder momentan existierende Lebenskrisen
- Berufliche Probleme, unbefriedigende Arbeitsplatzsituation
- Verlust von nahe stehenden Personen
- Vermeidungsverhalten gegenüber Problemsituationen
- Negative Einstellung gegenüber Rückenschmerzen
- Pessimistische Lebenseinstellung
- Selbst gewählte Isolation oder Rückzug von Personen und Aktivitäten
- Soziale Probleme, wenig Freunde, wenige Beziehungen zu anderen Menschen, Probleme mit der Familie, mit dem Partner
- Unzufriedenheit mit der eigenen Person

ROTE WARNZEICHEN

Faktoren, die bei Rückenschmerzen weiterführende Untersuchungen verlangen:

- Neurologische Ausfallserscheinungen wie Enddarm-Funktionsstörungen (unwillkürlicher Stuhlabgang, schwacher Muskeltonus des Anus), Blasenfunktionsstörungen (unwillkürlicher Harnabgang, überhäufiger Harndrang), Ameisenlaufen, Sensibilitätsstörungen, Taubheit im Bereich der Beine, Muskelkraftschwäche der Beine oder Füße, Lähmungserscheinungen
- Sturz oder Fall in der Vergangenheit (Wochen bis Monate zurück)
- Bekannte Osteoporose
- Faktoren, die das Immunsystem beeinflussen (Medikamente, Infekte)
- Unklarer Gewichtsverlust
- Unklares Fieber
- Bekannte Krebserkrankung aus der Vergangenheit (besonders: Prostata-, Brust-, Nieren-, Lungen-, Schilddrüsenkrebs)
- Längerer Gebrauch von Kortison
- Alter über 70 Jahre, unabhängig von früheren Rückenschmerzperioden
- Erstmaliger Rückenschmerz im Alter von unter 20 und über 50 Jahren
- Starke Schmerzen nachts und/oder deutliche Schmerzverstärkung im Liegen
- Der Rückenschmerz bleibt länger als sechs Wochen bestehen, wird im Verlauf von Tagen schlimmer oder ist über mehrere Tage sehr schlimm

Untersuchungsmethoden des Arztes

Der akute unspezifische Rückenschmerz bis zu einer Dauer von ungefähr vier Wochen bedarf in der Regel keiner bildgebenden Untersuchung in Form von Röntgen, Computertomographie oder Kernspintomographie. Eine klare Ausnahme stellen die spezifischen Schmerzen mit roten Warnzeichen dar. Hier sollte sofort eine sorgfältige ärztliche Diagnose erfolgen. Welche Verfahren der Arzt einsetzen kann, ersehen Sie aus der Tabelle auf Seite 42/43.

Blutbild-Untersuchungen

Diese Untersuchungen sind unverzichtbar, wenn bei Ihnen rote Warnzeichen aufleuchten. Welche der rechts aufgeführten Untersuchungen im Einzelfall durchgeführt werden sollten, muss der Arzt anhand der Symptome und Untersuchungsergebnisse entscheiden.

Wann ist eine Operation sinnvoll?

Operationen sind nur bei einer sehr kleinen Anzahl von Rückenschmerzpatienten notwendig. Hierzu gehören operative Notfälle wie schwerwiegende neurologische Ausfallserscheinungen. Inzwischen sind sich die Experten einig, dass in Deutschland viel zu oft am Rücken operiert wird. Man schätzt, dass gerade ein Prozent der Rückenschmerzpatienten auch einer Operation bedürfen.
Inwieweit eine Operation bei Rückenschmerzen tatsächlich erfolgreich sein kann, ist auch unter Experten derzeit umstritten. Aufgeschreckt wurde die Fachwelt durch Berichte, wonach Operationen ebenfalls einem Placeboeffekt unterliegen. Zudem waren viele Studien, die den Erfolg von Operationen belegen sollten, in ihrer Aussagekraft nicht viel besser als manche Studien über so genannte alternative Verfahren.
Ein weiteres Problem liegt in der langfristigen Wirkung der Therapie. Obwohl bei einigen operativen Verfahren die Ergebnisse kurzzeitig besser sind als bei konservativen (sprich: nichtoperativen) Methoden, so gleicht sich das oftmals schon bei den mittelfristigen Ergebnissen wieder aus. In solchen Fällen sind Patienten, die sich einer Operation unterzogen haben, dann nicht besser dran als solche, die sich konservativ behandeln ließen.

BLUTBILD-UNTERSUCHUNGEN

Untersuchungsmethode	Ziel/Ergebnis der Untersuchung
Kleines Blutbild (kombinierte Untersuchung von Hämoglobin, Erythrozytenzahl, Leukozytenzahl, Hämatokrit und Erythrozytenindices)	Überblick über den allgemeinen Gesundheitszustand
Blutsenkungsgeschwindigkeit (BSG)	Hinweis auf Entzündungen
C-reaktives Protein (CRP)	Empfindlicher Hinweis auf Entzündungen
Gesamteiweiß	Unterscheidung akute/chronische Entzündungen
Immunglobuline IgA, IgG, IgD	Ausschluss eines Immunglobulinmangels oder -überschusses Bei Entzündungen oder Plasmozytom (Vermehrung der Plasmazellen)
Alkalische Phosphatase (AP)	Erhöhter Wert weist auf Knochenumbauprozesse hin
HLA-B27	Diagnose des Morbus Bechterew (Verknöcherung der Wirbelsäulengelenke)
Antistreptolysintiter (ASL)	Ausschluss von oder Hinweis auf rheumatisches Fieber
Evtl. Tumormarker	Hinweis auf Krebsgeschehen
Osteoporose-Marker	
25-OH-Vitamin-D	Bestimmung eines Vitamin-D-Mangels
Serum-Crosslaps	Nachweis kleiner Peptidfragmente, die beim Abbau des Typ-I-Kollagens auftreten
Vitamin-D-Rezeptor-Allele	Abschätzung des individuellen Osteoporose- und Knochenverschleißrisikos
Osteoprotegrin (OPG)	Spezieller Marker für Osteoporose

Minimalinvasive operative Verfahren (Auswahl)

Bandscheibenoperationen

- Offene Bandscheibenoperation: Sie wird nur in Ausnahmefällen, etwa bei einer notwendigen großen Übersicht über das Operationsgebiet, noch eingesetzt. Gefürchtete Komplikationen sind Gewebewucherungen durch Narbengewebe, Entzündungen oder Gewebereizungen, Verengung des Spinalraums, Segmentinstabilität, Verschleißerscheinung der kleinen Wirbelgelenke (so genanntes Postnukleotomie-Syndrom).
  Indikation: große Bandscheibenvorfälle, fortgeschrittene Verschleißerscheinungen, Tumore, Skoliosen, Notfalloperationen.
- Minimalinvasive Bandscheibenoperation: Über ein Operationsmikroskop wird mit kleinen Instrumenten gearbeitet. Gewebeschäden reduzieren sich dadurch deutlich. Dieses Verfahren gilt heute als Standardtherapie.
  Indikation: mittelgroße und kleine Bandscheibenvorfälle.
- Chemonukleolyse der Bandscheiben: Über eine Sonde (Endoskop, siehe nächster Punkt) wird ein Enzym (Chymopapain) oder eine andere Substanz, die Bandscheibengewebe auflöst, in die Bandscheibe gespritzt, um einen Bandscheibenvorfall zumindest teilweise aufzulösen.
  Indikation: kleine Bandscheibenvorfälle.
- Bandscheibenoperation über Laser: Unter Sichtkontrolle eines Endoskops (schmaler, hohler Stab mit kompliziertem Spiegelsystem zur Beobachtung) wird mittels einer Lasersonde selektiv vorgefallenes Bandscheibengewebe zum Schrumpfen gebracht.
  Indikation: mittelgroße und kleine Bandscheibenvorfälle.

Zerstörung bzw. Unterbrechung der Reizweiterleitung

- Thermoläsion (Hitzeverödung): Mittels Elektroden wird durch Hitze (höher als 45°, zumeist 65 bis 80°) Nervengewebe lokal zerstört.
  Indikation: Rückenschmerzen, die aufgrund von Nervenübererregungen (z. B. der kleinen Wirbelgelenke) ausgelöst und unterhalten werden.
- Nervenneurolyse: Über eine Sonde werden Substanzen in den Spinalkanal eingeführt, um spezielle Nervenbahnen zu zerstören.
  Indikation: Rückenschmerzen, die aufgrund von Nervenübererregungen (z. B. der kleinen Wirbelgelenke) ausgelöst und unterhalten werden.

Nervenstimulationsverfahren

- Rückenmarksstimulation (Spinal Cord Stimulation – SCS): Elektroden werden in den Rückenmarksraum implantiert und Schmerzen durch elektrische Reize ausgelöscht. Durch Niederspannungsimpulse lässt sich die Schmerzimpulsweitergabe hemmen. Wird nur bei sehr schweren Schmerzen eingesetzt, die sich durch andere Verfahren nicht kontrollieren lassen.
  Indikation: schwere Schmerzzustände, die durch einen Schaden eines Nervs ausgelöst wurden, Postnukleotomie-Syndrom (siehe links).
- Pulsfrequenzstimulation (PFS): Einmalige Durchführung, durch elektrische Impulse wird die Weitergabe von Schmerzreizen gehemmt.
  Indikation: schmerzhafte Nervenübererregungen durch Bandscheibenvorfälle, Nervenentzündungen, Wurzelreizungen.

Minimalinvasive Injektionsverfahren

- Spinalnervenwurzelblockade: Injektion von Medikamenten (Lokalanästhetika) über eine Kanüle unter Röntgenkontrolle.
  Indikation: Schmerzen, die von einer bestimmten Nervenwurzel ausgelöst werden, z. B. bei Bandscheibenvorfall, Postnukleotomie-Syndrom (siehe links), engem Rückenmarkskanal.
- Injektionen von Medikamenten (Lokalanästhetika) in den Steißbeinkanal.
  Indikation: bei engem Spinal- oder Rückenmarkskanal und mehreren schmerzhaft betroffenen Nervenwurzeln.
- Ganglienblockaden: Injektion von Medikamenten (Lokalanästhetika) über eine Kanüle unter Röntgenkontrolle in den Bereich von großen Nervenzellansammlungen (= Ganglien).
  Indikation: schmerzende Strukturen, die vom Lendenwirbelsäulen-Grenzstrang versorgt werden.
- Facettengelenksblockade: Blockade der Schmerzleitung durch Medikamente (Lokalanästhetika) im Bereich der kleinen Wurzelgelenke; die Medikamente werden mittels einer Kanüle verabreicht.
  Indikation: Schmerzen, die von den kleinen Wirbelgelenken ausgehen.
- Proliferationstherapie: Über eine Kanüle werden härtende Substanzen (z. B. hochprozentige Zuckerlösung) in Bandstrukturen gespritzt, die schmerzhafte Gewebeanteile zerstören und zu lockere Bänder straffen.
  Indikation: schmerzhafte Bandstrukturen und instabile Bewegungssegmente.

BILDGEBENDE VERFAHREN

Verfahren	Indikation	Ergebnis	Bemerkungen
Röntgen	Bei Vorliegen eines der roten Warnzeichen. Selten innerhalb der ersten Wochen bei akuten, unspezifischen Schmerzen	Knöcherne Strukturen (Weichteile lassen sich nicht abbilden); Funktion in Beugung/Streckung z. B. beim Wirbelgleiten	Wurde früher maximal genutzt, Stellenwert gesunken
Kernspintomographie (NMR/MRI/MRT)	Wird zumeist zur Abklärung von Rückenschmerzen eingesetzt, die länger dauern als 6 Wochen	Veränderungen und Krankheiten in Weichteilorganen wie Bandscheibengewebe oder Nervengewebe	Anlegen von Magnetfeldern, arbeitet ohne Strahlenbelastung
Computertomographie (CT)	Erkrankungen, die mit Knochenveränderungen einhergehen	Abbildung von knöchernen Veränderungen und Defekten	Schichtweise Darstellung der Wirbelsäule mithilfe von Röntgenstrahlen
Myelographie/ Funktionsmyelographie/ CT-Myelographie	Wird nur noch angewendet, wenn mit den anderen Verfahren keine genauen Aussagen zu gewinnen sind. Funktionsmyelographie: noch bei Instabilitäten des Wirbelsäulensegmentes CT-Myelographie: vermag Einengungen im Rückenmarkskanal abzubilden	Darstellung der Raumforderungen im Rückenmarkskanal und in den abgehenden Nervenwurzeln	Kontrastmittel wird in den Rückenmarkskanal gespritzt und anschließend mithilfe von Röntgen oder Computertomographie ausgewertet. Infektions- und Komplikationsgefahr durch Einstich
Diskographie	Bei Verdacht auf einen Bandscheibenschmerz	Auslösen des typischen Schmerzes	Punktion des Bandscheibenfaches und Einbringen von Kontrastmittel

Verfahren	Indikation	Ergebnis	Bemerkungen
Skelett-szintigraphie	Tumore, infektiöse Entzündungen, degenerative Prozesse, Knochenbrüche	Prüfung der Organfunktion	Wenig radioaktives Material wird in den Körper eingebracht
Single-Photon-Emissionscomputertomographie (SPECT)	Tumorlokalisation	Abbildung der Strukturen und schichtweise Darstellung wie bei der CT	Injektion geringer Dosen radioaktiver Substanzen
Positronen-Emissionstomographie (PET)	Tumorlokalisation	Stoffwechselaktivität verschiedener Gewebe	Wird selten durchgeführt
Osteodensitometrie	Knochenschmerzen und Knochenfrakturen	Sicherung der Osteoporose	Bestimmung der Knochendichte
Nervenleitgeschwindigkeitsmessung (NLG)	Neurologische Ausfälle (wie Störungen des Berührungsempfindens, Brennen, Kribbeln, Kraftverlust)	Schädigungen der Nerven (z. B. durch einen Bandscheibenvorfall)	Messung der Reizweiterleitungsgeschwindigkeit im Bereich peripherer Nerven (z. B. der Beine)
Elektromyographie (EMG)	Neurologische Ausfälle wie bei der NLG	Ausschluss von eventuellen Nervenschädigungen	Messung der elektrischen Aktivität eines Muskels
Evozierte Potenziale	Bandscheibenvorfälle, Tumore, Nervenerkrankungen	Ausschluss von Schäden, die sich im Bereich der Rückenbahnen abspielen	Elektrische Reize an der Körperperipherie können über Elektroden am Schädel aufgezeichnet werden
Transkranielle Magnetstimulation	Neurologische Erkrankungen des Rückenmarks	Ausschluss von Nervenschädigungen	Über Elektroden werden Bewegungsbereiche der Hirnrinde stimuliert, die zu Muskelzuckungen an der Körperperipherie führen

SCHMERZAUSLÖSENDE ZUSAMMENHÄNGE

Haben Rückenschmerzen etwas mit der Matratze zu tun?

Obgleich viele Rückenexperten eine härtere Matratze empfehlen, zeigte eine Untersuchung an 300 Patienten mit chronischen Rückenschmerzen, dass eine mittelharte, also etwas weichere Matratze ihre Beschwerden deutlich linderte. In der Untersuchung erwiesen sich Matratzen mit dem Wert 5,6 (1,0 steht für sehr hart, 10,0 für sehr weich) als am vorteilhaftesten. Eine gute Matratze sollte so beschaffen sein, dass alle Körperteile in verschiedenen Liegepositionen gut abgestützt werden.

Besteht ein Zusammenhang zwischen dem Wetter und dem Schmerz?

Jein. Untersuchungen zeigten zwar, dass Rückenschmerzen bei schlechtem Wetter (besonders bei Kälte und Nässe) subjektiv schlimmer empfunden werden. Doch eine objektive Verschlechterung der Symptome ist nicht belegt.

Gibt es einen Zusammenhang zwischen Rückenschmerzen und dem Zigarettenkonsum?

Wenige Dinge sind so eindeutig bewiesen wie der schädliche Einfluss von Nikotin auf den Rücken! Mehrere Studien konnten klar zeigen, dass Rauchen dazu beiträgt, Rückenschmerzen zu entwickeln. Zudem scheint ein bestehender Rückenschmerz durch Rauchen verstärkt zu werden. Nikotin hat einen negativen Effekt auf den Stoffwechsel der Bandscheiben. Es verlangsamt die Zellerneuerungsrate und beschleunigt degenerative Effekte. Hören Sie also besser auf zu rauchen, wenn Sie unter Rückenschmerzen leiden.

Führen Schlafstörungen zu Rückenschmerzen?

Eine umfangreiche Studie des Texas-Rücken-Instituts zeigte, dass fast 60 Prozent von 30 000 Rückenschmerzpatienten schlecht schliefen. Diesem Zusammenhang hat man bislang zu wenig Beachtung geschenkt. Durch Schlafstörungen ist häufig die körperliche Leistungs- und Konzentrationsfähigkeit deutlich vermindert. Mit einer gewissen Wahrscheinlichkeit können Schlafstörungen dann Rückenschmerzen auslösen.

Deshalb unser Tipp: Schlafen Sie ausreichend. Sieben bis acht Stunden sollten es sein. Neuere Untersuchungen haben ergeben, dass der Körper sich selbst bei jungen Menschen langfristig nicht auf weniger Schlaf einstellen kann und mit einer deutlichen Leistungsminderung reagiert.

INTERVIEW MIT DR. MED. DANILO JANKOVIC

Dr. med. Danilo Jankovic ist Facharzt für Anästhesiologie und spezielle Schmerztherapie in Köln. Er ist führender Autor auf dem Gebiet der Regionalanästhesie und therapeutischen Nervenblockaden.

HILFE DURCH INJEKTIONEN

Herr Dr. Jankovic, was sind aus Ihrer Sicht als Schmerztherapeut die wirksamsten Methoden beim akuten Rückenschmerz?

Uns stehen mehrere Methoden zur Wahl, wie z. B. Injektionstherapie, Akupunktur, Behandlung von Hartspannen in einem Muskel (so genannte Triggerpunkte). Osteopathie, Physiotherapie und einige mehr. Die richtige Auswahl und die fachliche Beherrschung der Methode spielen eine entscheidende Rolle bei der Behandlung des akuten Schmerzes.

Können Sie uns Ihr Spezialgebiet, die Injektionstherapie, erläutern?

Die Injektionstherapie lässt sich bei verschiedenen akuten Schmerzzuständen einsetzen. Sie ist eine der gebräuchlichsten Methoden dafür. Kreuzschmerz z. B. ist eines der vieldeutigsten Symptome im Bereich der Medizin. Er kann als Leitsymptom bei inneren (Darm-, Lebererkrankungen), urologischen (Nieren-, Blasentumor) und orthopädischen Erkrankungen auftreten. Wenn der Auslöser für den Schmerz feststeht, werden meist Lokalanästhetika an verschiedene Nervenstränge, Ganglien oder Bänder verabreicht. Vorteil der Injektionstherapie: Sie ist erfolgreich kombinierbar mit anderen Methoden wie z. B. Physiotherapie oder Osteopathie. Bei chronischen Schmerzzuständen ist die Injektionstherapie nur begrenzt einsetzbar.

Welche Methoden werden in Ihrer Abteilung eingesetzt?

An erster Stelle stehen bei uns therapeutische Blockaden an Nerven, Ganglien, Gelenken, dann rückenmarksnahe Verfahren, Physiotherapie und Osteopathie. Die Behandlung von so genannten myofaszialen Triggerpunkten (Hartspanne) erfolgt meist durch die Injektionstherapie und wird erfolgreich mit der Stoßwellentherapie (hierbei werden Schallwellen auf erkrankte Bereiche gelenkt) kombiniert. Des Weiteren setzen wir Medikamente ein. Chronische Schmerzpatienten erhalten eine begleitende Psychotherapie.

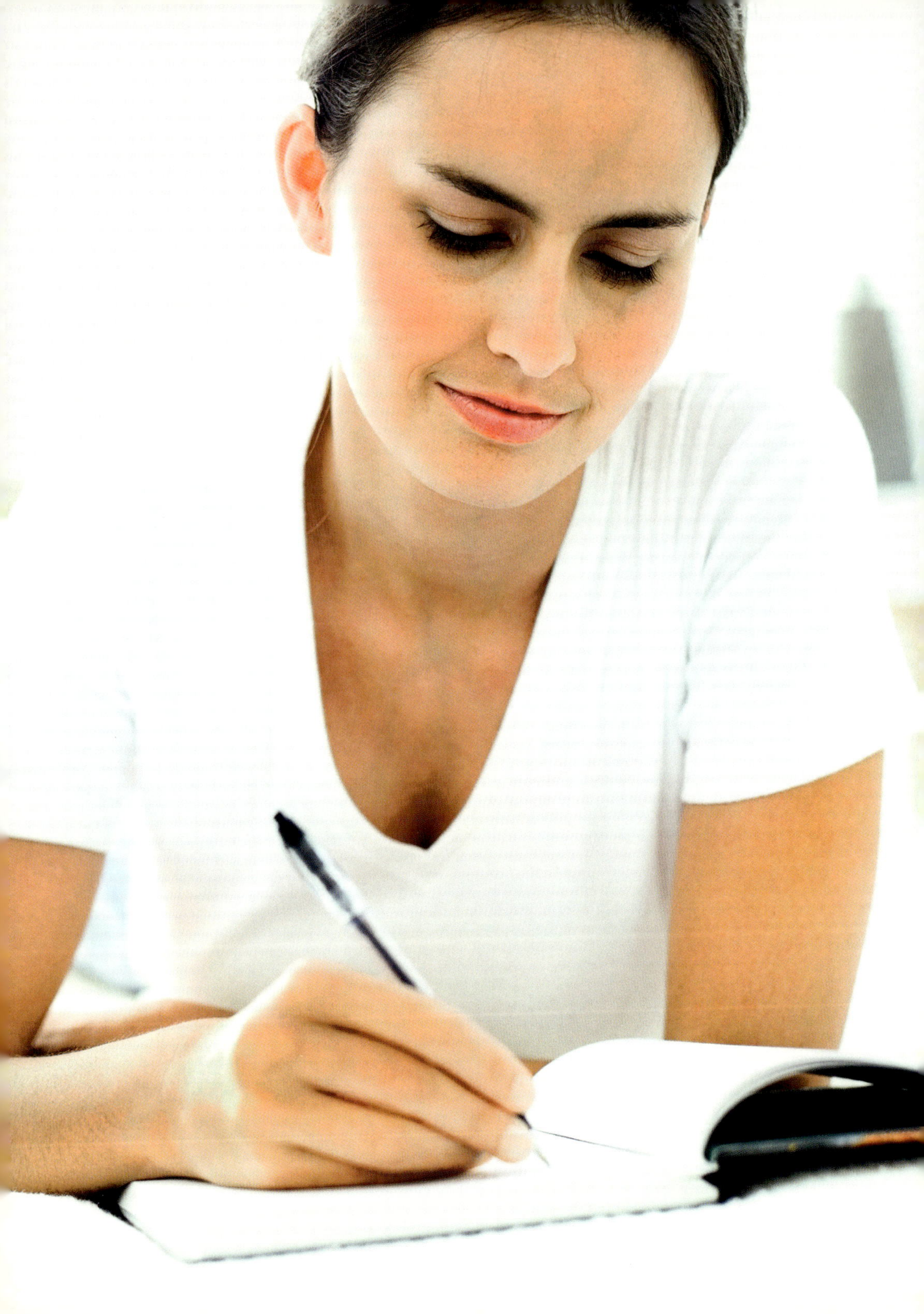

Strategien gegen Rückenschmerzen

Rückenschmerzen sind kein Schicksal, mit dem Sie sich abfinden müssen. Sie müssen nur das Richtige zu Ihrer Heilung tun. Das aber setzt voraus, dass Sie die Zusammenhänge um die Schmerzentstehung und die Therapiemöglichkeiten kennen. Denn schon das Wissen hat therapeutische Kraft!

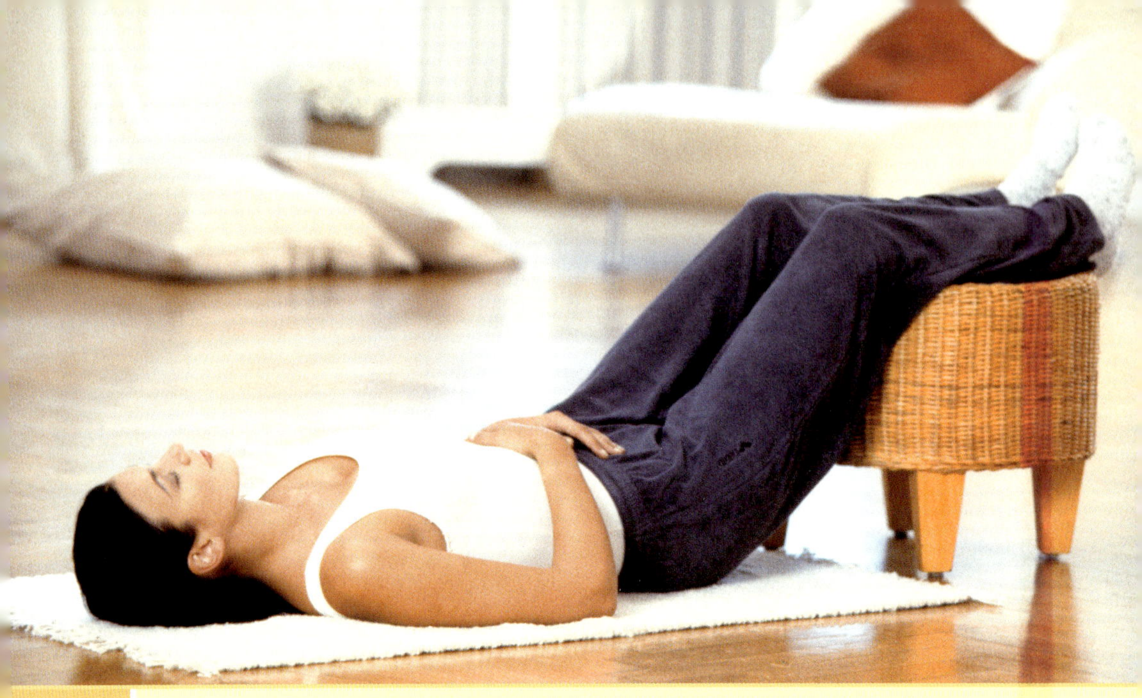

Verstehen als erster und wichtigster Therapieschritt

Die gute Nachricht gleich zuerst: Gegen Ihre Rückenschmerzen gibt es eine ganze Reihe von Therapien. Vor allem bei chronischen Rückenschmerzen ist es besonders wichtig, zu wissen, woher der Schmerz kommt. Denn Unkenntnis über die Ursachen führt zu noch mehr Schmerzen. Leiden Sie an immer wieder auftretenden Schmerzen, so liegt die Ursache dafür meist nicht im Rücken selbst. Oft wird die Schmerzempfindung im Gehirn durch negative Gefühle wie Angst und Stress ausgelöst und unterhalten.

Als informierter Patient können Sie unbegründete Ängste vor Schmerzen abbauen. Weil Sie wissen, dass schon das Denken an Schmerz neue Schmerzen auslösen kann und dass die Angst vor Bewegung, der Rückzug in die Passivität, zu immer neuen Beschwerden führt. Der Schmerz kann durch aktives Verhalten entscheidend beeinflusst werden. Insofern ist das Verstehen der Abläufe in Ihrem Körper in der Tat der erste und wichtigste Therapieschritt. Lesen Sie weiter und helfen Sie sich selbst!

Wie Rückenschmerzen ausgelöst werden

Am Anfang einer Erkrankung steht oft eine gewisse Neigung oder Veranlagung. Von Autos weiß man, dass bestimmte Marken schneller rosten oder öfter eine Panne haben als andere. Legen Sie sich dennoch ein solches Fabrikat zu – vielleicht weil es besonders schick aussieht –, dann sind Sie auf derartige Mängel gefasst. Doch kennen Sie Ihre eigene potenzielle Mängelliste im Hinblick auf Rückenschmerzen? Wissen Sie, wo Ihre persönlichen Schwachstellen liegen?

Was Schmerzen begünstigt

Einerseits gibt es viele Faktoren, die Rückenschmerzen begünstigen oder auslösen können, dies aber nicht müssen. Andererseits gibt es keine Risikofaktoren, die zwangsläufig zu Rückenschmerzen führen. Konkret bedeutet das: Selbst wenn bei Ihnen alle bekannten Risikofaktoren vorliegen, die zu Rückenschmerz führen, kann nicht sicher vorausgesagt werden, dass Sie auch tatsächlich Rückenschmerzen entwickeln (siehe Info Seite 12). Darin drückt sich die komplizierte und komplexe Zusammensetzung des Rückenschmerzsyndroms aus.

Wenn bei Ihnen eine Muskelkoordinationsschwäche vorliegt und Sie sich vielleicht gleichzeitig in einer Stress- oder Überforderungssituation befinden, können das ungeschickte Anheben eines Gegenstands, das verkehrte Aufstehen aus dem Bett oder vom Stuhl ein Gelenk blockieren, einen Muskelschmerz, Band- oder Bindegewebsschmerz auslösen. In verschiedenen Untersuchungen zeigten sich einige körperliche Merkmale, die einen Rückenschmerz immerhin recht wahrscheinlich machen. Dazu gehören:

- bestimmte anatomische Formen, wie ein sehr flacher Rücken, bei dem die natürliche S-Form kaum ausgeprägt ist
- ein verhältnismäßig langer Rumpf
- ein steifer, unbeweglicher Rücken
- verkürzte Muskeln auf der Oberschenkelrückseite
- Verschleißerscheinungen der Hüft- oder Kniegelenke.

Ein eindeutiger Risikofaktor liegt dann vor, wenn jemand in der Vergangenheit schon einmal Rückenschmerzen hatte oder wenn die gelben Warnzeichen (siehe Seite 36) zutreffen.

Unter ungünstigen Umständen erzeugen aber auch negative Gefühle, Gedanken und Vorstellungen, depressive Verstimmungen und Ängste Schmerzen, insbesondere wenn Sie körperlich geschwächt sind. Auch schwere Arbeit stellt einen nicht zu unterschätzenden Risikofaktor dar, besonders wenn Drehbewegungen des Rückens und Beugebewegungen hinzukommen oder wenn Vibrationen auf den Körper einwirken.

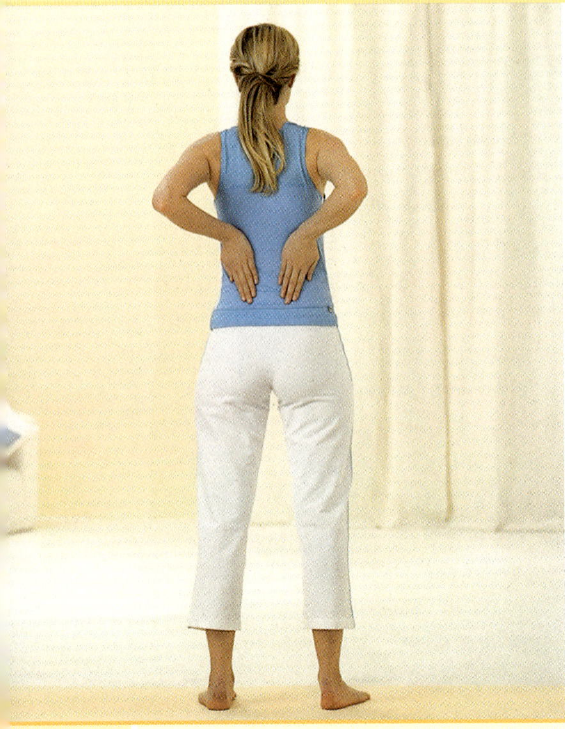

Positive und negative Gefühle können sich auf Ihren Rücken niederschlagen.

Manchmal sind es nur Stellvertreterschmerzen

Neben den äußerlich auf den Körper einwirkenden Reizen gibt es auch im Inneren des Körpers Schmerzreize. Sie werden über bestimmte Botenstoffe (Hormone) vermittelt. So können vorgefallenes Bandscheibengewebe oder durch Verschleiß abgeriebenes Gewebe, aber auch eine gereizte Nervenwurzel eine Entzündungsreaktion hervorrufen, die das Schmerzsystem und das Immunsystem aktiviert. Bestimmte Schmerzrezeptoren des Körpers – auch das ist eine neue Erkenntnis der Schmerzforschung – leiten Informationen nicht nur zum zentralen Nervensystem, sondern sie können auf ein Signal des zentralen Nervensystems hin selbst schmerzauslösende Botenstoffe ausschütten. Es entsteht ein Schmerzzustand des Körpers, der über das Nerven- und Immunsystem aufrechterhalten wird. Auch hier werden dann die schmerzverarbeitenden Zentren mitaktiviert.

Schmerzende Strukturen der Wirbelsäule

Die Wirbelsäule ist ein Meisterwerk der Natur und ein ungeheuer wichtiger Teil Ihres Körpers. So erstaunlich flexibel sie auch ist, so weiß man doch von zahlreichen Gewebestrukturen der Wirbelsäule, die bei Reizung oder Verletzung Schmerzen auslösen (siehe Seite 15 bis 24).
Gerade im Bereich der Muskulatur können sich Muskelverspannungen, Verquellungen, Verspannungsknoten (Triggerpunkte) und andere schmerzhafte Reflexpunkte entwickeln. Dadurch wird die Muskulatur weniger gut durchblutet, was gleich mehrere Folgen hat: Der Muskel schwillt an, das Gewebe übersäuert und wird nicht ausreichend mit Sauerstoff versorgt. Stoffwechselschlacken reichern sich an, und schmerzübertragende Rezeptoren werden aktiviert.
Wie bereits auf Seite 22 erwähnt, hat auch die Muskulatur bei der Stabilisierung der

Wirbelsäulensegmente eine herausragende Bedeutung. Ist sie in ihrer Funktion eingeschränkt, kann es aufgrund der vielen Schmerzrezeptoren in diesem Bereich zu unmittelbaren Schmerzen kommen.

Störungen können ausstrahlen

Im komplexen System Ihres Körpers gibt es noch viele weitere potenzielle »Quellen« für Rückenschmerzen: So können die Schmerzen von vielen Bandstrukturen in andere Körperregionen ausstrahlen, etwa in die Hüften oder in die Beine. Auch bindegewebige Verquellungen oder Spannungen im Fasziensystem lösen oft Schmerzen aus. Faszien sind kräftige Bindegewebszüge, welche die Muskulatur, aber auch andere Organe umhüllen und die untereinander in vielfältigen Verbindungen stehen.
Der Körper ist von Muskelketten, Faszienzügen und bindegewebigen Schichten durchzogen. Das erklärt auch, warum sich manchmal Störungen von anderen Körperarealen auf den Rücken auswirken. Umgekehrt gilt das natürlich auch.

Rückenmarksverschaltungen und reflektorische Schmerzen

Im Rückenmark werden alle Informationen von den inneren Organen und dem peripheren Nervensystem über spezielle Nervenzellen umgeschaltet und an andere Strukturen weitergeleitet, die dann wiederum gereizt werden können. Erläutern wir dies am Beispiel des Dünndarms.
Der Dünndarm sendet einen Reiz, etwa einen Dehnungs- oder Zugschmerz. Dieser Reiz trifft an der Brustwirbelsäule in Höhe der Wirbel T6 bis T10 ein. Auf derselben Wirbelsäulenhöhe treffen aber auch Reize von der Rückenmuskulatur, von der Bauchmuskulatur und teilweise von den unteren Extremitäten ein. So kann der Reiz aus dem Dünndarm umgeschaltet werden und dadurch Schmerzen in einem Rückenmuskel verursachen.
Sie sehen: Vieles, was in Ihrem Körper aus dem Gleichgewicht gerät, kann sich am Rücken schmerzhaft niederschlagen. Schmerzen kommen nie von ungefähr, irgendetwas steckt immer dahinter. Und die schwierige Aufgabe für Sie wie auch für Ihren Arzt ist es, herauszufinden, was genau Ihre Schmerzen in diesem speziellen Fall ausgelöst hat.

Manchmal kommt der Rückenschmerz vom Darm

Für viele Erfahrungsmediziner (sie beziehen ihr Wissen eher aus der Erfahrung als aus wissenschaftlichen Studien) spielt der Darm bei der Entstehung von Rückenschmerzen eine sehr große Rolle. Die wichtigen reflektorischen Verbindungen zwischen Darm und Rücken wurden bereits oben angesprochen. Neben dem zentralen und peripheren Nervensystem gibt

es im Darm ein weiteres Nervensystem, das so genannte enterische Nervensystem oder »Bauchhirn«. Allein der Dünndarm enthält mehr Nervenzellen als das Rückenmark!
Wegen der Nahrungsaufnahme findet im Darm der Hauptabwehrkampf des Immunsystems statt. Ein gesunder Darm mit intaktem Immunsystem ist Grundlage für einen gesunden Organismus. Der moderne Zivilisationsmensch leidet jedoch vielfach unter unbemerkten Entzündungen des Darms wie z. B. Bakterienfehlbesiedelung, Parasitenbefall oder Nahrungsmittelallergien. Viele Botenstoffe des Darms sind aber identisch mit Botenstoffen des Schmerzsystems bzw. können Schmerzen auslösen.
Fehlfunktionen des Magen-Darm-Trakts sind somit häufig der Grund für Rückenschmerzen. Heilt man den Darm oder lässt man die allergieauslösenden Lebensmittel in der Nahrung weg, so sind oft auch die chronischen Rückenschmerzen verschwunden.

INFO

RÜCKENSCHMERZEN ALS HINWEIS AUF DEFEKTE

Im Lauf der Jahrhunderte hat sich gezeigt, dass zum Beispiel krankhafte Veränderungen an den Zähnen, Kiefergelenken, Sprunggelenken und an anderen Körperstrukturen einen Schmerz im Bereich der Wirbelsäule verursachen können. Auch eine Narbe kann »Herd« eines Rückenschmerzes sein und ihn entweder auslösen oder in Gang halten.
Von der Akupunktur kennen Sie vielleicht das System der Meridiane (siehe Seite 93). Einige Meridiane haben innere Äste, die mit der Wirbelsäule in Verbindungen stehen. In der chinesischen Medizin weiß man seit langem, dass gestörte oder erkrankte innere Organe »auf den Rücken schlagen« können.

Leider müssen Sie auch mit Rückfällen rechnen

Es war bereits davon die Rede, dass die Heilungsaussichten bei Rückenschmerzen ganz hervorragend sind. Weniger erfreulich ist die hohe Rückfallquote. Viele Patienten leiden immer wieder (mehrmals im Jahr oder im Monat) unter Rückenschmerzen. Auch wenn die Schmerzen nach zwei bis sechs Wochen abgeklungen sind, ist es leider in 25 bis 75 Prozent der Fälle (!) wahrscheinlich, dass sie innerhalb von zwölf Monaten zurückkehren. Allein diese Zahlen verbieten es, den erstmalig auftretenden Rückenschmerz als vorübergehendes und damit schnell abgehandeltes Phänomen abzutun. Das bedeutet: Wenn Sie Rückenschmerzen haben, sollten Sie von Anfang an etwas dagegen tun! Denn die Wahrscheinlichkeit eines erneuten Auftretens ist groß. Wenn Sie wissen wollen, ob Sie besonders disponiert sind für chronische Rückenschmerzen, sollten Sie die Fragen auf Seite 55 beantworten.

Rückenschmerzen aktiv kontrollieren

Mithilfe neuer Verfahren (z. B. funktionelle Kernspintomographie, Magnetenzephalographie, Positronen-Emissionstomographie) können Forscher heutzutage ganz ohne Nebenwirkungen dem Gehirn regelrecht beim Arbeiten zuschauen. Auf diese Weise hat man entdeckt, dass es im Stirnbereich der Großhirnrinde ein Areal gibt, das Schmerzreize in ihrer Intensität vermindern, leider aber auch verstärken kann. Und der Mensch kann dieses Areal ganz bewusst kontrollieren.
Sicher haben Sie schon einmal ein Bild von einem indischen Fakir auf einem Nagelbrett gesehen und sich gefragt, wie der Mann das wohl aushält. Die Fakire, aber auch die Anhänger fernöstlicher Techniken der Körperbeherrschung demonstrieren eindrucksvoll, dass sie fähig sind, den soeben erwähnten Bereich der Großhirnrinde zu kontrollieren; sie können die Schmerzen bewusst abschwächen und damit erträglich machen.

Wie das funktioniert? Wird im Körper ein Schmerz ausgelöst, aktiviert dieser Vorgang gleichzeitig auch körpereigene Systeme, die den Schmerz unterdrücken. Dazu gehören Hormone, die so genannten Endorphine. Sie wirken ähnlich wie Morphium. Das Interessante daran ist: Diese Anti-Schmerz-Systeme können auch durch Ablenkung, Glücksgefühle, positives Denken, Imaginationen und Bewegung aktiviert werden.
Wenn Sie also bislang geglaubt hatten, Sie seien dem Schmerz hilflos ausgeliefert, sehen Sie nun, dass dies nicht stimmt. Das ist doch eine gute Erkenntnis!

Schmerzen werden individuell wahrgenommen

Sie haben sicher schon einmal festgestellt, dass jeder Mensch einen Schlag gegen eine bestimmte Stelle des Körpers ganz unterschiedlich empfindet. Durch Versuche ließ sich das bestätigen. Heute weiß man, dass Schmerz subjektiv wahrgenommen wird. Wenn beispielsweise zehn verschiedene Versuchsteilnehmer ihre Hand in heißes Wasser halten, so wird dieser identische Schmerzreiz von jedem anders bewertet. Bei allen Versuchsteilnehmern ist aber auch je nach Heftigkeit der subjektiven Schmerzangabe das entsprechende Hirnareal für die Schmerzverarbeitung entsprechend stärker oder schwächer durchblutet. Die unterschiedlich stark empfundenen Schmerzen finden also auch in einer unterschiedlich starken Reaktion der zuständigen Hirnregion ihren Niederschlag.

Wo entsteht der Schmerz?

Viele Laien stellen sich vor, dass es im Gehirn eine Art Schmerzzentrale gibt. Dem ist aber nicht so – und das gehört zu den erstaunlichen Schlussfolgerungen der Schmerzforschung. Was Sie als Schmerz wahrnehmen, wird in verschiedenen Bereichen des Gehirns verarbeitet und Ihnen dadurch erst bewusst gemacht (siehe Seite 58). Der Schmerz setzt sich also aus unterschiedlichen Informationen verschiedener Hirnzentren zusammen. Und: Diese unterschiedlichen Informationen sind ganz klar vom Seelenleben beeinflusst. Sie kennen es sicher: Sind Sie stark abgelenkt, emotional stark erregt, so empfinden Sie Schmerzen als weniger unangenehm. Sie erleben das auch in anderen Zusammenhängen. Warum schmeckt der Wein am Urlaubsort am besten? Warum genießt man das Essen noch mehr in guter Gesellschaft?
Die Antwort auf diese Frage liegt in einer einzigartigen Eigenschaft des Menschen begründet: der Fähigkeit, den Ereignissen eine Gefühlsdimension mitzugeben.

Schon negative Vorstellungen lösen Schmerzen aus

Sie ahnen es bereits: Gefühle, Vorstellungen, Ängste und Sorgen können Schmerzen im Körper hervorrufen. Suggeriert man gesunden Freiwilligen unter Hypnose Schmerzen, kann man in den schmerzverarbeitenden Regionen des Gehirns eine rege Aktivität feststellen. Diese Menschen empfinden also tatsächlich nur aufgrund ihrer Vorstellung Schmerz.
Diese Erkenntnis ist einerseits beunruhigend, bietet aber andererseits auch eine große Chance. Denn es funktioniert auch genau andersherum: Mittels Hypnose und anderer Verfahren (Vorstellungen, Entspannung, Ablenkung) können Sie Ihren Schmerz auch »wegdenken« oder verändern. Wie das geht, erfahren Sie auf Seite 61, 67 oder 76.

WICHTIG !

SCHMERZ – EIN HÖCHST SUBJEKTIVES PHÄNOMEN

Schmerz ist keine objektive Information an den Körper, sondern setzt sich aus unterschiedlichen subjektiven Eindrücken und Erfahrungen des Betroffenen zusammen. Er spiegelt den gegenwärtigen emotionalen Zustand, die Erwartungen und bestimmte Ängste eines Individuums wider.

NEIGE ICH ZU CHRONISCHEN RÜCKENSCHMERZEN?

1	Ich hatte schon einmal Rückenschmerzen.	Ja	Nein
2	In meiner Familie kommen Rückenschmerzen öfter vor.	Ja	Nein
3	Ich kann mein Alltagsgeschehen kaum selbst bestimmen.	Ja	Nein
4	Ich habe nur wenige persönliche Freiräume zur eigenen Entfaltung.	Ja	Nein
5	Ich habe wenig Freizeit.	Ja	Nein
6	Ich kann mich nicht so durchsetzen, wie ich will.	Ja	Nein
7	Eigentlich fühle ich mich unwohl in meiner Haut.	Ja	Nein
8	Mit meiner Arbeitsplatzsituation bin ich nicht sehr zufrieden.	Ja	Nein
9	Ich habe wenig Abwechslung im Leben.	Ja	Nein
10	Ich muss oft schwer heben und Zwangshaltungen einnehmen.	Ja	Nein
11	Ich muss oft Oberkörperdrehbewegungen unter Last ausführen.	Ja	Nein
12	Ich rauche regelmäßig.	Ja	Nein
13	Ich habe in den letzten Jahren belastende Ereignisse durchlebt.	Ja	Nein
14	Bei mir ist ein Bandscheibenvorfall festgestellt worden.	Ja	Nein
15	Ich leide an einer Veränderung/Erkrankung der Wirbelsäule.	Ja	Nein
16	Ich leide unter Arthrose der Hüft- und/oder Kniegelenke.	Ja	Nein
17	Meine Wirbelsäule fühlt sich für mich eher steif an.	Ja	Nein
18	Ich habe noch andere mit Schmerzen einhergehende Krankheiten.	Ja	Nein
19	Meine Kondition schätze ich als schlecht ein.	Ja	Nein
20	Meine Rückenmuskulatur ist nicht gut in Schuss.	Ja	Nein
21	Ich treibe nicht regelmäßig Sport.	Ja	Nein

AUSWERTUNG:

5 bis 10 Antworten mit Ja

Es gibt bei Ihnen einige Faktoren, die das Auftreten von Rückenschmerzen wahrscheinlich machen. Diejenigen Faktoren, die Sie verändern können, sollten Sie in Angriff nehmen. Vorbeugend sollten Sie Ihre Wirbelsäule durch Muskel- und Ausdauertraining stärken und sich etwas mehr Zeit für sich selbst nehmen.

10 bis 15 Antworten mit Ja

Bei Ihnen kommen viele Risikofaktoren zusammen. Wenn Sie keine Gegenmaßnahmen einleiten, reicht womöglich schon ein kleiner »Funke«, um Rückenschmerzen auszulösen. Sie sollten den Rat eines Rückenexperten einholen.

Über 15 Antworten mit Ja

Sie sollten so schnell wie möglich etwas für Ihren Rücken tun, sowohl körperlich als auch mental. Nehmen Sie die Hilfe eines Rückenexperten in Anspruch.

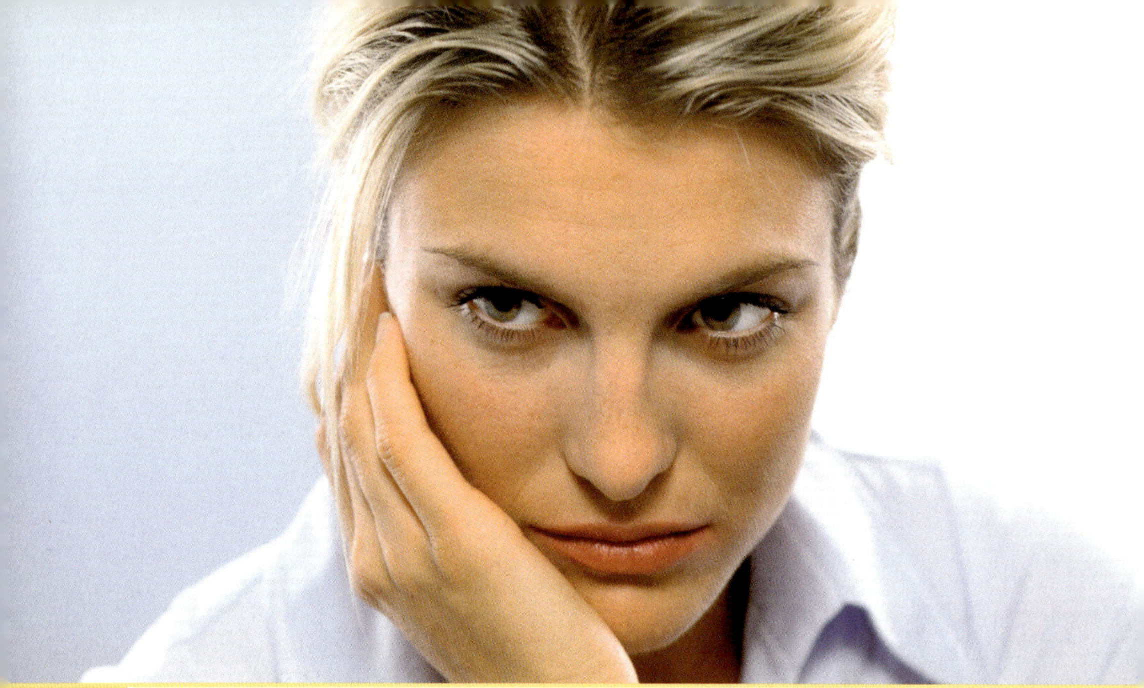

Machen Schmerzen Sinn?

Wenn Ihnen etwas wehtut und man Sie darauf aufmerksam macht, dass Schmerzen durchaus einen Sinn haben, werden Sie diesem Hinweis zunächst einmal nicht viel Positives abgewinnen können. Und doch ist Schmerz ein biologisch notwendiger Mechanismus, der unser Überleben garantiert. Durch Schmerzerfahrungen sollen wir lernen und unser künftiges Verhalten so ausrichten, dass wir schmerzhafte Situationen vermeiden. Wenn Sie also einen heißen Gegenstand berühren, schmerzt das, denn Hitze schadet unserem Gewebe. Die Folge: Sie ziehen die Hand blitzschnell zurück. Haben Sie sich dennoch verletzt, so zwingt der Wundschmerz Sie zur Ruhe, damit die Wunde ausheilen kann. Dauert ein Schmerzreiz länger an oder wiederholt er sich immer wieder, so verändert sich das Schmerzverhalten. Der Schmerz hinterlässt eine Spur im Körper. Denn unser Körper ist nur unzureichend mit Eigenregulationsmechanismen zur Beseitigung von chronischen Schmerzen ausgerüstet. Dann müssen Sie aktiv werden.

Teufelskreis des Schmerzes

Gerade die Kinderzeit ist stark schmerzprägend. Hier machen wir die Erfahrung, dass Schmerz eine körperliche Bedrohung darstellt. Bei der Erkundung der Umwelt zeigen Schmerzen uns Grenzen auf. Wir entwickeln Fluchtmechanismen und Vermeidungsverhalten, um uns davor zu schützen.

Bekommen wir dann im Erwachsenenalter Schmerzen, so registrieren wir sie reflexartig als Signal, das einen Körperschaden aufzeigt. Diese einseitige Verknüpfung von Schmerz und Körperschaden wird vielen Erwachsenen mit chronischen Schmerzen zum Verhängnis. Sie reagieren zunehmend hilflos. Wie in der Kinderzeit nehmen sie eine Schonhaltung ein, um den vermeintlichen Körperschaden zur Ausheilung zu bringen. Doch damit beginnt ein Teufelskreis, der immer schwerer zu durchbrechen ist.

Sie sehen: Wenn Sie sich bei chronischen Rückenschmerzen ständig schonen und ausruhen, führt das also zu noch mehr Schmerzen. Ihr Körper baut Muskulatur ab, und Sie legen ein ängstliches Verhalten an den Tag, um nur ja keine zusätzlichen Schmerzen zu provozieren. Ihre Körperkraft und Belastungsfähigkeit sinken, Ihr Immunsystem wird anfälliger. Als Folge setzt sich der Schmerz im Körper fest. Er wird zum chronischen Schmerz.

Unterschätzte Bedeutung der Seele

Die Schmerzforschung hat außerdem erkannt, dass auch seelisch-emotionale Prozesse eine wichtige Rolle bei der Schmerzfixierung spielen. Das heißt, dass das Schmerzsystem in hohem Maß vom emotionalen und psychischen Zustand des Einzelnen abhängt. Schmerzen sind also hochgradig subjektiv und hängen von vielfältigen Einflussfaktoren ab. Bei vielen Patienten sind chronische Rückenschmerzen auf diese Weise entstanden.

TIPP

BIETEN SIE NEGATIVEN GEFÜHLEN DIE STIRN!

Haben Sie sich schon einmal bewusst gemacht, dass die Körperhaltung eines Menschen dessen Gefühlsleben ausdrückt? Gedrückte Stimmung und Probleme lassen Sie innerlich zusammensinken. Die Folge: Sie nehmen auch äußerlich eine gebeugte Haltung ein.

Aber es funktioniert auch andersherum. Ändern Sie deshalb Ihre Haltung. Stellen Sie sich aufrecht hin. Geben Sie Ihre Schutzhaltung auf. In einer solchen offensiven Haltung haben es negative Gefühle schwer, sich zu verankern, denn eine aufrechte Haltung geht einher mit Optimismus, Motivation, Offenheit und Fröhlichkeit.

Weg des Schmerzreizes durch den Körper

Damit Sie verstehen, wie Schmerzen mit unterschiedlichsten Informationen, ja sogar seelischen Empfindungen verknüpft werden, begleiten wir einen Schmerzreiz vom Entstehungsort bis ins Gehirn. Stellen Sie sich vor, Sie bekommen einen Schlag gegen das Bein. Dabei wird Gewebe verletzt, wodurch spezielle Schmerzrezeptoren (hochempfindliche Sensoren) des Gewebes aktiviert werden. Über Nervenfasern gelangt der Schmerzreiz zum Rückenmark, wo er den Reflex auslöst, das gestoßene Bein zurückzuziehen.

INFO

DURCH REIBEN DEN SCHMERZ LÖSCHEN

Neben den Nervenfasern, die den Schmerz zum Rückenmark befördern, gibt es einen weiteren Typ von Nervenfasern. Er ist gewissermaßen Gegenspieler der anderen Fasern, indem er diese im Bereich des Rückenmarks überlagert und dadurch löscht. Sie aktivieren diese Schmerzhemmer, wenn Sie sich instinktiv eine schmerzende Stelle reiben. Viele Reiztherapien im Bereich des Rückens nutzen diese Erkenntnis zur Schmerzlinderung.

Nun gelangt der Reiz in das Gehirn, und zwar in den Thalamus, eine Art Sammelstelle für alle Sinneswahrnehmungen, und von dort in die Großhirnrinde, wo alle Körperbereiche in bestimmten Zonen repräsentiert sind. Erst jetzt wird uns der Schmerz überhaupt bewusst. Gleichzeitig gelangt der Reiz vom Thalamus auch in andere Hirnareale, so zum limbischen System, das unsere Gefühlswelt verwaltet und lenkt. Vor allem: Genau hier wird der Schmerzreiz, noch bevor er uns bewusst wird, mit früheren Erfahrungen und Gefühlen verknüpft.

Schnelle Weiterleitung

Vom schmerzauslösenden Moment bis zum Zeitpunkt, wo man merkt, dass es wehtut, dauert es bei einem 1,70 Meter großen Menschen etwa 0,12 Sekunden. Dabei »rast« der Reiz mit 14 Metern pro Sekunde durch die Nerven. Danach folgt eine zweite Schmerzsalve über langsamere Nervenfasern. Sie befördern den Reiz nur 1,5 Meter pro Sekunde weiter; er wird also erst nach 1,2 Sekunden im Gehirn registriert.

Das Schmerzgedächtnis

Unser Körper ist genial konstruiert: Er kennt nicht nur Schmerzen, sondern verfügt auch über einen Mechanismus, um damit fertig zu werden (siehe Info links). Dieses schmerzunterdrückende System ist eine sehr sinnvolle Einrichtung, um aus akuten Schmerzen keine chronischen werden zu lassen. Der Schutzmechanismus wird sofort mit dem Schmerz mitaktiviert, damit der neu ausgelöste akute Schmerz so schnell wie möglich wieder gelöscht werden kann. Bliebe die Schmerzinformation nämlich länger bestehen, würde sich im Nervensystem eine Schmerzspur ausbilden.

Nun ist eine solche Ausbildung von Spuren, also von automatischen Abläufen, durchaus sinnvoll. Alle Prozesse, die im Körper immer wieder vorkommen, werden automatisiert, und es bilden sich Nervenspuren aus. Denken Sie nur ans Rad- oder Autofahren, da sind Ihre Bewegungsabläufe auch automatisiert.

Dass auch die Nervensignale eines über längere Zeit anhaltenden Schmerzes Spuren hinterlassen und Automatismen auslösen, kann aber nicht in Ihrem Sinn sein. Denn auf den Spuren werden die Reize fortan noch schneller und bevorzugt im Gehirn weiterverarbeitet. Die Nervenfasern werden besonders sensibilisiert.

Doch nicht nur das. Auch die Bezirke auf der Großhirnrinde, die mit Schmerzen in Zusammenhang stehen, können sich vergrößern. Beispielsweise wenn auf Ihren Rücken immer wieder ein bestimmter Schmerzreiz einwirkt. Irgendwann kön-

DIE SCHMERZARTEN

INFO

- Der akute Schmerz ist überlebenswichtig. Gleichzeitig mit seinem Bewusstwerden werden Reflexe ausgelöst, um den Körper aus der Gefahrenzone zu bekommen, um Flucht oder ein Ausweichen zu ermöglichen und um dem Körper eine Chance auf Heilung zu geben. Akuter Schmerz dauert in der Regel Sekunden oder Minuten, manchmal geht er über Stunden, selten über Tage oder einige Wochen. Typisch für den akuten Schmerz ist die sofortige Mitaktivierung von schmerzhemmenden und schmerzunterdrückenden Systemen im Körper, damit sich der Schmerz nicht verselbstständigt.
- Im Unterschied zum akuten Schmerz ist der chronische Schmerz nicht mehr an Gewebeschäden gekoppelt, sondern er hat ein Eigenleben entwickelt. Der Körper reagiert übersensibel auf Schmerzreize, aber auch auf andere Reizformen (Berührung, Kälte usw.), die dann als Schmerz wahrgenommen werden. Schon Gefühle wie Angst oder negative Vorstellungen können Schmerz auslösen.

nen sich die Areale im Gehirn, die den Rücken betreffen, vergrößern und z. B. die Beinareale mit beeinflussen – mit der Folge, dass Sie ab diesem Zeitpunkt nicht nur Rückenschmerzen, sondern auch Beinschmerzen haben können.
Zum Glück können sich diese vergrößerten Rindenfelder aber auch wieder verkleinern, etwa dadurch, dass der Reiz verschwindet. Manchmal müssen Sie dem Gehirn aber erst auf die Sprünge helfen, damit es das »Gelernte« wieder vergisst. Kurzum: Ihr Gehirn arbeitet plastisch, es verändert sich je nach Reizeinwirkung.

Schmerzen können sich verselbstständigen

Ein Schmerzgedächtnis kann auch durch Schmerzverstärkung im Rückenmark entstehen. Dort gibt es Umschaltstellen, die Synapsen, wo ein Schmerzreiz von einer Nervenfaser auf eine andere übertragen wird. Werden die Synapsen längerfristig gereizt, so erhöhen sie von sich aus die Schmerzstärke. Dann führt der gleiche Reiz zu einer höheren Schmerzstärke. Doch damit nicht genug. Sind die Synapsen gereizt, so beantworten sie auch Reize anderer Qualität, etwa Berührungsreize oder Kribbelreize, mit Schmerz. Und den Hautbereich, in dem der Reiz als schmerzhaft empfunden wird, vergrößern sie ebenfalls. Tat also vorher nur ein Bezirk von der Größe einer Centmünze auf starken Druck weh, so reagieren die Synapsen nach der Sensibilisierung plötzlich in einem dreimal so großen Bereich selbst bei einer relativ leichten Berührung mit einer schmerzhaften Empfindung.

Auch Worte können Schmerzen auslösen

Bei chronischen Schmerzen können selbst Worte, die diese Beschwerden beschreiben, die schmerzverarbeitenden Zentren stimulieren. Der verbale Reiz erzeugt oder verstärkt also tatsächlich Schmerzen. Als Auslöser reichen schon Worte wie Schmerz, stechend, brennend, pochend oder dumpf.
Selbst Mitgefühl mit den Schmerzen anderer kann das eigene schmerzverarbeitende Areal im Gehirn aktivieren. Das umgangssprachliche »Ich fühle oder leide mit dir« kann dann tatsächlich Schmerzen produzieren.

Positive Gedanken können Schmerzen lindern

Inzwischen gilt es als erwiesen, dass ablenkende Worte und Tätigkeiten, die Erinnerung an angenehme Momente und dergleichen Schmerzen reduzieren oder sogar löschen können. Deshalb ist mentales Training zu einem unverzichtbaren Therapiebestandteil geworden, insbesondere für alle Patienten mit chronischen Rückenschmerzen (siehe Seite 74).

VIER IMAGINATIONSÜBUNGEN, DIE SCHMERZEN VERGESSEN LASSEN

DIE INSTRUMENTEN-IMAGINATION

Legen Sie sich entspannt auf den Boden. Versuchen Sie Ihre Beschwerden gedanklich zu fassen: Ihr Schmerz ist ein schlecht gestimmtes Musikinstrument. In Ihrer Vorstellung verwandeln Sie die Schmerzen in schräge Töne.
Danach denken Sie an ein edles, wohlgestimmtes Instrument. Versuchen Sie nun, die Disharmonien langsam in harmonische Melodien zu verwandeln.

DIE WASSERFALL-IMAGINATION

Besorgen Sie sich ein schönes Bild eines Wasserfalls, vielleicht einmal in Groß für zu Hause, einmal in Klein für die Brief- oder Handtasche. Der Wasserfall symbolisiert die fließende Energie, den Wandel und die stetige Erneuerung von Zellen. Er steht für die Kraft der Natur.
Betrachten Sie bei Beschwerden dieses Bild. Stellen Sie sich vor, Ihre Schmerzen würden regelrecht ausgewaschen, weggespült. Spüren Sie, wie Ihre Lebensenergien mithilfe des Wassers gereinigt und immer wieder neu aufgefrischt werden.

DIE FARB-IMAGINATION

Konzentrieren Sie sich voll auf Ihren Schmerz und stellen Sie sich eine Farbe vor, die Ihrer Meinung nach den Schmerz am besten widerspiegelt. Überlegen Sie sich als Nächstes eine Farbe, die einen gesunden, starken, kräftigen, beweglichen und lockeren Rücken symbolisiert. Das kann auch einfach Ihre Lieblingsfarbe sein. Versuchen Sie dann, Ihre Rückenschmerzfarbe ganz allmählich in die schöne, schmerzfreie Farbe zu überführen. Anfangs wird die Rückenschmerzfarbe immer wieder durchdringen wollen. Lassen Sie das ruhig geschehen und konzentrieren Sie sich auf Ihre angenehme Farbe, die mit der Zeit immer mehr an Raum gewinnen und schließlich dominieren wird.

DIE SEETANG-IMAGINATION

Stellen Sie sich Seetang vor, wie er leicht und fast schwerelos im Wasser schwebt und sich jeder Bewegung der Wellen mühelos anpasst.
Sie sind dieser Seetang, und Ihr Körper wird von angenehm warmem Wasser umspült. Sie schweben durch die Wellen. Das weiche Wasser trägt Sie. Ihr Körper ist völlig schwerelos, die Wellenbewegungen wiegen ihn sanft.

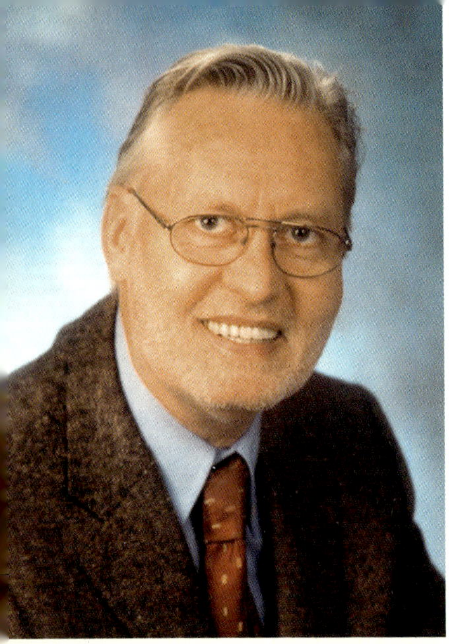

INTERVIEW MIT
MARKUS TREICHLER

Markus Treichler ist leitender Arzt der Abteilung Psychosomatische Medizin, Kunsttherapie und Heileurythmie der Filderklinik in Filderstadt bei Stuttgart

HILFE DURCH PSYCHOTHERAPIE

Obwohl bekannt ist, dass bei chronischen Rückenschmerzen die Psyche eine große Rolle spielt, schrecken viele Patienten davor zurück, sich in psychotherapeutische Behandlung zu begeben. Wie kann man den Betroffenen klar machen, dass sie es dennoch tun sollten?

Es ist tatsächlich so, dass Menschen, die vom Facharzt zu einem Psychiater oder Psychotherapeuten geschickt werden, denken: »Ich bin doch krank und nicht verrückt!« Doch damit hat das nichts zu tun. Vielmehr nimmt ein psychotherapeutisch tätiger Arzt neben den durch apparative Untersuchungen gewonnenen »harten« Fakten einer Erkrankung auch das subjektive und emotionale Erleben des Patienten ernst – nämlich die Schmerzen endlich loswerden zu wollen, um wieder ein vernünftiges Leben führen zu können.

Dass ein Mensch auf einen chronischen Schmerz seelisch-emotional reagiert, mit Ärger, Verzweiflung oder Depression, ist eine gesunde, weil sinnvolle und nützliche Reaktion. Denn sie bewahrt uns davor, dass wir uns an den Schmerz gewöhnen und ihn hinnehmen, ohne zu bedenken, dass man gegen den Schmerz und vor allem seine meist verborgenen Ursachen etwas tun kann.

Wie läuft eine psychotherapeutische Behandlung ab?

Eine solche Behandlung ist immer eine begleitende. Die Patienten bekommen weiterhin ihre gewohnten Medikamente, ihre physiotherapeutischen und anderen Therapien, wie etwa Osteopathie oder Naturheilkunde, und gehen dann zusätzlich noch zum Psychotherapeuten, ambulant oder im Rahmen eines stationären Krankenhausaufenthalts. In der Psychotherapie wird dann auf das seelisch-emotionale Erleben des Patienten eingegangen. Es werden gemeinsam Bewältigungsstrategien entwickelt, um das subjektive Schmerzerleben zu verändern.

Psychotherapie kann aber auch darin bestehen, unbewusste seelische Verletzungen, Enttäuschungen oder Konflikte als Ursprung oder Auslöser der Rückenschmerzen zu erkennen, sie aufzudecken und zu bearbeiten. Oder auch eine seelische Erkrankung im Sinn einer Depression oder große Ängste als den eigentlichen Grund der Rückenschmerzen zu diagnostizieren und angemessen zu behandeln.

Gibt es äußere Zeichen, die bei einem Patienten die Notwendigkeit einer solchen Behandlung erkennen lassen?

Je länger ein Patient oder eine Patientin unter Schmerzen leidet, desto stärker wird seine Psyche, sein seelisch-emotionales Erleben beeinflusst und umso hilfreicher kann eine psychotherapeutische Behandlung für ihn sein. Sie ist unbedingt angezeigt, wenn der Patient über längere Zeit oder wiederholt und häufig in seiner psychischen Stimmungslage unausgeglichen, gereizt, aggressiv oder depressiv ist. Wenn er selbst seelisch erheblich unter seinen Schmerzen leidet, der Verzweiflung nahe ist, sich von seinen Mitmenschen zurückzieht und sowohl Pflichten als auch Freuden des alltäglichen Lebens meidet. Ebenso bei psychischen Problemen, Stress, Konflikten und Überforderung. Denn solche psychischen Probleme können alle entweder Rückenschmerzen auslösen oder zu ihrer Chronifizierung und Verschlimmerung beitragen.

Kann man aus psychotherapeutischer Sicht sagen, dass chronische Schmerzen eine Art Sinn haben?

In der Tat! Die meisten chronischen Rückenschmerzen sind im Grund psychosomatischer Natur. Oft sind sie Ausdruck einer bestimmten psychischen Belastungssituation, die von den Betroffenen allein nicht bewältigt werden kann. Der chronische Rückenschmerz tritt in einer solchen Situation gleichsam als »Stellvertreter« auf. Er steht eigentlich für ein anderes Problem, das der Betroffene noch nicht richtig erkannt hat oder das er allein nicht bewältigen kann. Man sollte Rückenschmerzen also als Herausforderung verstehen. Sie sind eine dauernde Mahnung, das eigentliche seelische Problem nicht zu vergessen. Dieses zu erkennen und angemessen zu behandeln ist dann Aufgabe der Psychotherapie.

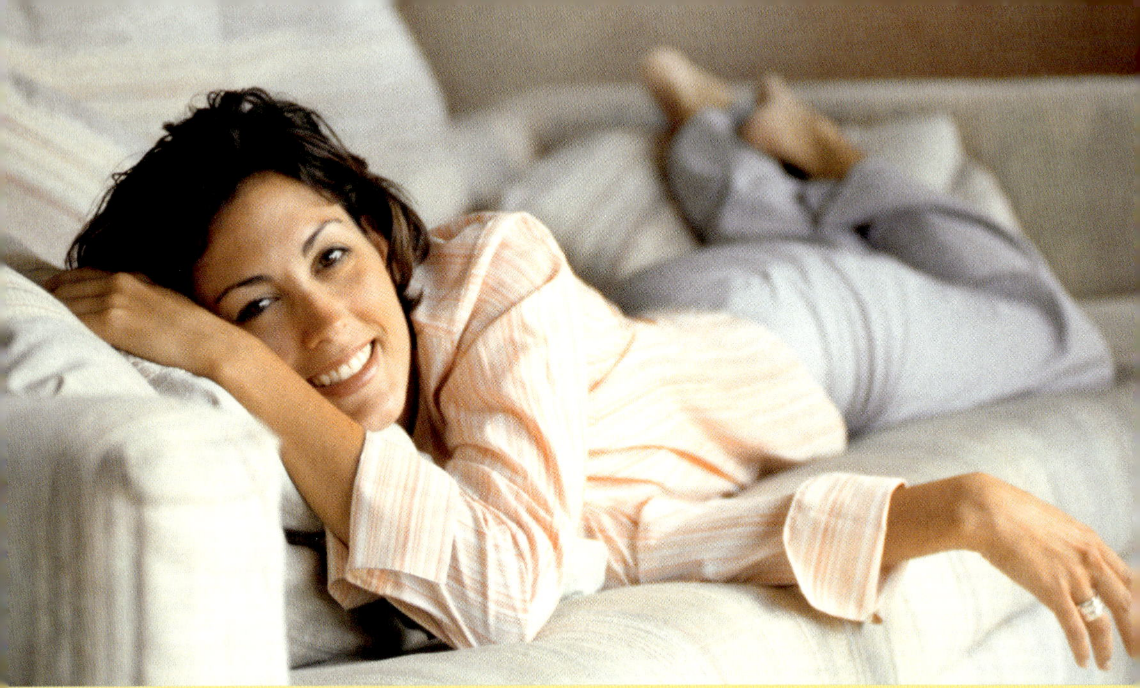

Der Rücken ist Ihre Antenne

Der Mensch kann auf eine lange Entwicklungsgeschichte zurückblicken. Dieser Weg hatte viele Phasen, die in der Tiefe des Gehirns weiter nachwirken und unser heutiges Denken und Verhalten noch deutlich beeinflussen. So haben wir zweierlei Hirnanteile: alte, ererbte, nennen wir sie grob vereinfachend »Reptilienhirnanteil«, und neue, die uns ein komplexes Denken und auch Kontrollmechanismen gebracht haben. In den Reptilienhirnanteilen werden Emotionen, Affekte, Triebe und Reflexe verarbeitet. Hier gilt das ganzheitliche Prinzip. Das heißt, der gesamte Körper reagiert mit, ob wir das mit unseren neueren Gehirnanteilen gutheißen oder nicht.

Was bedeutet das für Sie? Eine Menge! So verändern Aufregung oder Erregung unwillkürlich Ihren Blutdruck, die Durchblutung der Gefäße, die Funktion Ihrer inneren Organe sowie die Muskelspannung. Anders ausgedrückt: Bevor Sie anfangen zu denken, fühlen Sie schon. Es mag Sie erschrecken, aber: Die Instinkte dominieren Ihren Verstand.

Krisen haben häufig vegetative Folgen

In grauer Vorzeit mussten unsere Vorfahren Reaktionen wie Flucht entwickeln, um in bedrohlichen Situationen ihr Leben sichern zu können. Diese Reaktionen mussten reflexhaft ablaufen. Nur so war eine schnellstmögliche Antwort auf eine Bedrohung möglich. Im Lauf der Jahrtausende haben sich die Lebensumstände gründlich geändert. Heutige (Über-)Lebenskrisen spielen sich in Form von Konflikten ab, beispielsweise bei der Arbeit oder in der Familie. Viele dieser Vorgänge vollziehen sich überwiegend unbewusst. Bei all diesen krisenhaften Situationen laufen in unserem Körper im Hintergrund unbemerkt vegetative Funktionen ab: Blutdruck, Durchblutung und Muskelspannung ändern sich. Am Ende können diese Reaktionen so stark ausgeprägt sein, dass sie zu echten Funktionsstörungen führen. Beispiel: Der übermäßig stark oder zu oft angespannte Rückenmuskel beginnt zu schmerzen.

Der Rücken ist unser Frühwarnsystem

Gefühle verursachen Reaktionen des ganzen Körpers. Haben Sie bei etwas ein »schlechtes Gefühl«, so ist es für den Verstand verhältnismäßig schwierig (aber natürlich nicht unmöglich), Ihr Denken in eine andere Richtung zu lenken. Ein schlechtes Gefühl lässt Sie erstarren. Die Rückenmuskulatur spannt sich an, die Angst kriecht den Rücken hinunter. Das heißt: Wenn Sie körperlich auf Emotionen reagieren, dann ist die Wahrscheinlichkeit recht hoch, dass dies im Bereich des Rückens geschieht.

Rückenschmerz als Emotion des Körpers

Wenn Sie Rückenschmerzen unter solchen Vorzeichen betrachten, so werden Sie verstehen, warum es eine so große Zahl von Patienten mit akuten Rückenschmerzen gibt. Genauso wie Sie verliebt sein oder Liebeskummer haben können, manchmal schlecht drauf sind, unsicher oder verzweifelt, so können auch Rückenschmerzen als Emotion des Körpers auftreten und wieder verschwinden. Das ist eigentlich ganz normal.
Problematisch wird es erst, wenn es keinen Wechsel zwischen Spannung und Entspannung gibt. Fehlendes körperliches oder mentales Training kann zur Daueranspannung führen – und damit verwandeln sich unweigerlich akute zu chronischen Rückenschmerzen.
Doch dieses Risiko können Sie herabsetzen. Je trainierter, widerstandsfähiger und robuster Ihr Körper, je besser in Schuss Ihre Muskulatur ist, umso größer ist auch die Kompensationsfähigkeit des Rückens.

Seelische Belastungen können schmerzen

Die überraschenden Ergebnisse der Hirnforschung belegen, dass nicht nur eine körperliche Verletzung oder eine körperliche Bedrohung Schmerzgefühle auslöst, sondern ganz eindeutig auch seelische Belastungen. So konnte nachgewiesen werden, dass Überlastung und Überforderung die schmerzverarbeitenden Zentren im Gehirn aktivieren können. Den gleichen Effekt haben auch seelische Verletzungen wie Zurückweisung, fehlende Anerkennung, Ausgrenzung, mangelnde Zugehörigkeit und andere wichtige Gefühle, die über ein zufriedenes Seelenleben mitentscheiden.

Im Grund ist das nichts Neues. Intuitiv hatten die Menschen diese Zusammenhänge schon lang erkannt, was sich auch in der Umgangssprache niederschlug. So bezieht sich die Redewendung »Ich bin verletzt« eben nicht nur auf körperliche, sondern auch auf seelische Verletzungen.

Seelische Belastungen werden häufig nicht erkannt

Sind seelische Belastungen aber so offensichtlich? Nein, leider erkennt nämlich die Mehrheit der Patienten bestimmte Konflikte gar nicht, sodass ein Zusammenhang meistens nicht hergestellt wird. Nur selten werden Trennungs- oder Verlustereignisse, Stress und Konflikte im Arbeits- oder Familienleben unmittelbar mit Rückenschmerzen in Verbindung gebracht. In der Mehrzahl der Fälle werden die Probleme verdrängt, damit sie gerade nicht ins Bewusstsein gelangen. Der körperlich empfundene Schmerz lenkt von einem unbewussten Problem ab.

Halten Sie doch kurz inne und überlegen Sie einmal, ob nicht auch Sie einen Zusammenhang herstellen können zwischen Ihren Rückenschmerzen und einer verdrängten seelischen Belastung.

Auch kleiner Kummer kann sich niederschlagen

Interessanterweise stellen gerade die kleinen seelischen Verstimmungen wie z. B. Niedergeschlagenheit, eine gewisse Antriebslosigkeit oder latente Traurigkeit besonders große Risikofaktoren dar. Aber auch Angst und Sorgen können Rückenschmerzen auslösen.

Beantworten Sie doch einmal die Fragen von Seite 69, dann wissen Sie, ob Angst die Ursache Ihrer Rückenschmerzen ist.

Mit positiven Gedanken gegen negative Emotionen

Positive und negative Emotionen beeinflussen die gleichen schmerzverarbeitenden Gehirnzentren wie beispielsweise die Opiate; das sind starke Schmerzhemmer. Dabei wirken die Opiate bei jedem anders. Je stärker der Effekt der Opiate, umso stärker lassen sich Schmerzen auch durch Gefühle und Gedanken beeinflussen. Teile des schmerzverarbeitenden Systems stehen eindeutig unter der Kontrolle und dem Einfluss von Gefühlen, Gedanken und Einstellungen.

Unser Rat: Setzen Sie positive Gedanken gegen negative Gefühle! Positive Gedanken und Gefühle helfen Ihnen, Negatives zu vertreiben und die Kontrolle über Schmerzzustände zu erlangen.

Ihr persönliches Schmerz-Verlern-Programm

- 1. Schritt: Legen oder setzen Sie sich bequem hin. Dann stellen Sie sich vor, wie Sie im Stehen Ihre Wirbelsäule beugen, strecken, zur Seite neigen und nach rechts und links drehen.
- 2. Schritt: Fühlen Sie in Ihren Gedanken, dass kein Schmerz Ihre Bewegungen einengt und Sie Ihre Wirbelsäule frei und schmerzlos bewegen können.
- 3. Schritt: Nun stellen Sie sich tatsächlich hin. Beginnen Sie Ihre Wirbelsäule wie in Ihren Vorstellungen schmerzfrei zu bewegen. Sollte doch etwas weh tun, so gehen Sie leicht in Ihre Schmerzgrenze hinein und wiederholen diese Bewegung in kleinen Schritten. Am Ende sollten Sie das Gefühl haben, dass Sie die Bewegung etwas weiter durchführen können, wie es zu Beginn möglich war.

Vielleicht fallen Ihnen die Bewegungen leichter, wenn Sie als Ablenkungsmanöver nebenbei Musik hören und sich im Rhythmus dazu bewegen. Oder Sie singen ein Lied, während Sie sich bewegen.

MÖGLICHE AUSWIRKUNGEN VON NEGATIVGEFÜHLEN AUF DIE WIRBELSÄULE

INFO

- Im Bereich der Lendenwirbelsäule wirken sich erfahrungsgemäß als Schmerzen aus: finanzielle Unsicherheit, Zukunftsangst, gestörte oder unerfüllte Sexualität, Schuldgefühle, mangelnde Selbstsicherheit, Abhängigkeiten, Überarbeitung und Aufopferung.
- Halswirbelsäulenschmerzen werden bevorzugt mit unterdrücktem Ärger und nicht geäußerter Wut in Zusammenhang gebracht. Das schlägt sich in der Redewendung »Halsstarrigkeit« nieder.
- Die Brustwirbelsäule ist aufgrund ihrer Festigkeit weniger von psychischen Schmerzen betroffen.

Die Körperregulation

Ihr Körper funktioniert vereinfacht ausgedrückt als ein sich selbst regulierendes Steuerungssystem. Die nicht beeinflussbaren (vegetativen) Abläufe sind rhythmisch angelegt. Hierzu gehören die Ein- und Ausatmung, der Schlaf- und Wachzustand, Herzkontraktion und -erschlaffung, An- und Entspannung, Sympathikus und Parasympathikus sowie das schmerzaktivierende und schmerzdämpfende System. Selbst der Schmerz gehört in einen solchen Spannungsbogen: Die Schmerzerfahrung ist der Gegenpol zur Schmerzfreiheit.

Sympathikus und Parasympathikus

Im Lauf der menschlichen Entwicklung haben sich in unserem Körper zwei »Betriebszustände« herauskristallisiert, die in Wechselwirkung miteinander stehen: das aktivierende System (Sympathikus) und das regenerierende System (Parasympathikus). Beide gehören zum vegetativen Nervensystem, das weitgehend unabhängig vom Bewusstsein arbeitet.

- Der Sympathikus ist immer dann hellwach, wenn wir infolge einer Gefahr oder Herausforderung aktiv und reaktionsschnell sein müssen.
  Auch das schmerzverarbeitende und das emotionale System werden aktiver.
- Der Parasympathikus ist der Gegenspieler des Sympathikus. Er sorgt für die Erholung der zuvor alarmierten und aktivierten Organe.

Die Anspannung überwiegt

Wird der Sympathikus aktiv, so dominiert er das körperliche Geschehen, und der Parasympathikus kann nur eingeschränkt arbeiten.Was bedeutet das? Es können umso eher Rückenschmerzen entstehen, je häufiger sich ein Mensch in der sympathischen Reaktionslage befindet. Das heißt, die Muskeln sind übermäßig angespannt und das Schmerzsystem ist aktiviert. Das ist bei Menschen der Fall, die überarbeitet oder überfordert sind und ihre eigene Lage nicht mehr ausreichend zu kontrollieren vermögen. Es gibt Zusammenhänge zwischen dem körperlichen Trainingszustand und dem sympathischen/parasympathischen System: Je trainierter Ihr Körper ist, desto besser kann er die sympathischen Reaktionen kontrollieren. Und je trainierter Ihr mentales System ist, desto leichter kann Ihr Parasympathikus energieverzehrende, muskelanspannende Situationen wieder neutralisieren.
Daraus folgt: Bewahren oder reaktivieren Sie die Fähigkeit, abschalten, entspannen zu können. Geben Sie sich die Möglichkeit, zur Ruhe zu kommen. Nur so hat der Parasympathikus die Chance, den Körper wieder zu regenerieren.

IST ANGST DIE URSACHE FÜR MEINE RÜCKENSCHMERZEN?

1	Ich habe Angst vor Schmerzen.	Ja	Nein
2	Ich habe Angst, zu versagen.	Ja	Nein
3	Ich habe Angst, dass ich die in mich gesetzten Erwartungen nicht erfülle.	Ja	Nein
4	Ich habe Angst vor dem Älterwerden.	Ja	Nein
5	Ich habe Angst vor der Zukunft.	Ja	Nein
6	Ich habe Angst vor einem finanziellen Absturz.	Ja	Nein
7	Ich habe Angst davor, krank zu werden.	Ja	Nein
8	Ich habe Angst davor, einsam zu werden.	Ja	Nein
9	Ich habe Angst vor Dunkelheit.	Ja	Nein
10	Ich habe Angst davor, abhängig zu werden.	Ja	Nein
11	Ich habe Angst vor dem Verlust nahe stehender Personen.	Ja	Nein
12	Ich habe Angst vor zu viel Verantwortung.	Ja	Nein
13	Ich habe Angst davor, die Kontrolle über mein Leben zu verlieren.	Ja	Nein
14	Ich habe Angst vor dem Tod.	Ja	Nein
15	Ich habe Angst vor einem Machtverlust.	Ja	Nein
16	Ich habe Angst davor, mein Ansehen zu verlieren.	Ja	Nein
17	Ich habe Angst, im Rollstuhl zu landen.	Ja	Nein
18	Ich habe Angst, an einer schlimmen Krankheit zu leiden.	Ja	Nein

AUSWERTUNG:

1 bis 5 Antworten mit Ja

Ängste sind ein Teil des Lebens und so normal wie Freude und Trauer, Glück und Enttäuschung. Befürchtungen wie Sie haben viele Menschen. Wichtig ist aber, dass Sie diese Ängste verarbeiten und Strategien zur Überwindung entwickeln.

6 bis 11 Antworten mit Ja

Die Zahl Ihrer Ja-Antworten ist ziemlich hoch. Ihr Angstniveau bewegt sich über dem Maß, das als normal angesehen wird. Aus diesen Ängsten heraus können sich körperliche Symptome wie Rückenschmerzen entwickeln. Zumindest sollten Sie sich beraten lassen, ob bei Ihnen eine Therapie angezeigt ist.

Über 12 Antworten mit Ja

Ihr Angstniveau muss als deutlich zu hoch eingestuft werden. Wenn Sie nicht ohnehin schon an Rückenschmerzen leiden, ist das Risiko, Rückenschmerzen zu entwickeln, erhöht. Leiden Sie bereits unter Rückenschmerzen, so besteht die Gefahr, dass der Schmerz fixiert wird. Sie sollten sich in ärztliche Hilfe begeben.

IHR DENKEN PRÄGT DAS BEFINDEN

»Das Ich prägt das Gehirn«, so formulierte es sehr treffend ein Gehirnforscher. Unser Denken beeinflusst uns enorm. Wenn Sie deprimierter Stimmung sind und bei Ihnen negative, hoffnungslose Gedanken vorherrschen, so wirkt sich dies auf Ihr Schmerzerleben aus. Sie empfinden dann Schmerzen stärker, als sie sind.

SECHS GOLDENE REGELN GEGEN DEN RÜCKENSCHMERZ

Mithilfe dieser Regeln können Sie Ihre Schmerzempfindlichkeit beeinflussen und damit das Risiko von Rückenschmerzen oder zumindest deren Stärke herabsetzen.

Regel Nr. 1: Verbessern Sie Ihre Stimmung durch Autosuggestion!
Nehmen Sie sich etwas Positives fest vor. Führen Sie sich diese Ziele immer wieder vor Augen oder sagen Sie sie formelhaft auf. Und schreiben Sie Ihren Vorsatz auf. Das mag banal klingen, doch die Wirksamkeit solcher Selbstbeschwörungen ist wissenschaftlich einwandfrei belegt.
Hier einige Beispiele für autosuggestive Formeln: »Wenn ich entschlossen etwas gegen meine Schmerzen tue, werde ich sie auch los.« – »Mein Rücken ist stark. Aber ich muss auch etwas dafür tun, dass er stark bleibt.« – »Ich bin stark und kann mit meinen Schmerzen umgehen.« – »Es gibt immer einen Ausweg. Auch kleine Schritte führen letztlich zum Erfolg.«

Regel Nr. 2: Mit der falschen Einstellung verschlimmern Sie den Schmerz
Es wirkt sich fatal auf Ihre Schmerzen aus, wenn Sie ein Katastrophenverhalten an den Tag legen. Wenn Sie sich einreden, Ihre Schmerzen seien eine persönliche Katastrophe. Dazu passen Gedanken wie: »Diese Schmerzen legen mich vollständig lahm.« – »Ich kann mein Leben nicht mehr selbst bestimmen.« – »Niemand versteht meine Situation.« – »Für mich gibt es sowieso keine Hilfe.«
Wenn Sie so denken, schaden Sie sich nur selbst! Denn den fehlenden Glauben an sich selbst beantwortet der Körper prompt mit einer Schmerzverstärkung. Besser ist: »Es tut jetzt zwar weh, aber die Schmerzen werden schon wieder vergehen.« – »Wenn ich nicht daran denke, bin ich die Rückenschmerzen bald wieder los.« – »Solange ich Schmerzen habe, werde ich etwas kürzer treten, danach kann ich wieder alles tun wie gewohnt.«

> Regel Nr. 3: Weisen Sie sich keine Schuld zu!

Wenn Sie sich ständig selbst die Schuld an Ihrem »schlimmen Los« zuschreiben, verstärkt das Ihre Schmerzen. Verkneifen Sie sich Lamentos wie: »Ich habe voll und ganz versagt.« – »Ich bin nicht mehr leistungsfähig.«

Solche Denkmuster sind falsch und fatal – und die beste Voraussetzung für eine Verschlimmerung der Schmerzen. Denken Sie positiv von sich, etwa: »Ich kann noch so viel leisten wie früher, nur nicht momentan.«

> Regel Nr. 4: Stellen Sie keine falschen Durchhalteparolen auf!

Autosuggestion kann eine gute Sache sein – sofern die Ziele, die Sie sich dabei setzen, auch umsetzbar sind. Mit solchen unrealistischen Durchhalteparolen provozieren Sie eine gegenteilige Reaktion: »Ich muss unter allen Umständen weiterarbeiten!« – »Ich darf keine Schwäche zeigen!« – »Augen zu und durch!«

Wenn Sie in solche Denkmuster verfallen, verstärkt das Ihre Schmerzen. Denn Sie können eben nicht weitermachen wie bisher, sondern müssen auf den Schmerz reagieren, indem Sie Ihre Aktivitäten ändern. Falsche Verhaltensmuster müssen durchbrochen, körperliche Aktivität, körperliche und mentale Entspannung neu definiert werden.

> Regel Nr. 5: Behalten Sie die Kontrolle über die Situation!

Wenn Sie sich aufgeben, hat der Schmerz gewonnen! Und das darf für Sie überhaupt nicht infrage kommen. Behalten Sie die Überzeugung, dass Sie Ihren Schmerz beeinflussen können! Denn das entspricht der Wahrheit und kann am Ende zu Schmerzfreiheit führen.

Der Schmerz erzeugt kein objektives Abbild der Vorgänge in Ihrem Körper, sondern setzt sich aus Informationen Ihres Nervensystems und aus Ihren subjektiven Denk- und Glaubensstrukturen zusammen. Beeinflussen Sie Ihr Denken, dann können Sie Ihr Schmerzerleben ganz entscheidend ändern.

> Regel Nr. 6: Bewegen Sie sich!

Indem Sie aktiv bleiben und Gegenmaßnahmen ergreifen, behalten Sie die Oberhand. Ihr schlimmster Feind ist Ihre Angst davor, dass Bewegungen und Tätigkeiten wehtun könnten. Sind die Fragen im Zusammenhang mit den roten und gelben Warnzeichen (Seite 36) abgeklärt, denken Sie daran: Zum Glück haben Sie »nur« Rückenschmerzen. Durch Aktivität, Training oder Rückenbelastung machen Sie nichts kaputt, sondern tun Ihrem Rücken im Gegenteil nur Gutes.

Sie sollten Ihre Muskulatur stärken mit Kräftigungsstrategien. Es wäre grundfalsch, wenn Sie aus Angst vor Rückenschmerzen auf (sportliche) Aktivität verzichten. Denn diese Angst ist unbegründet und führt erst recht zu Schmerzen.

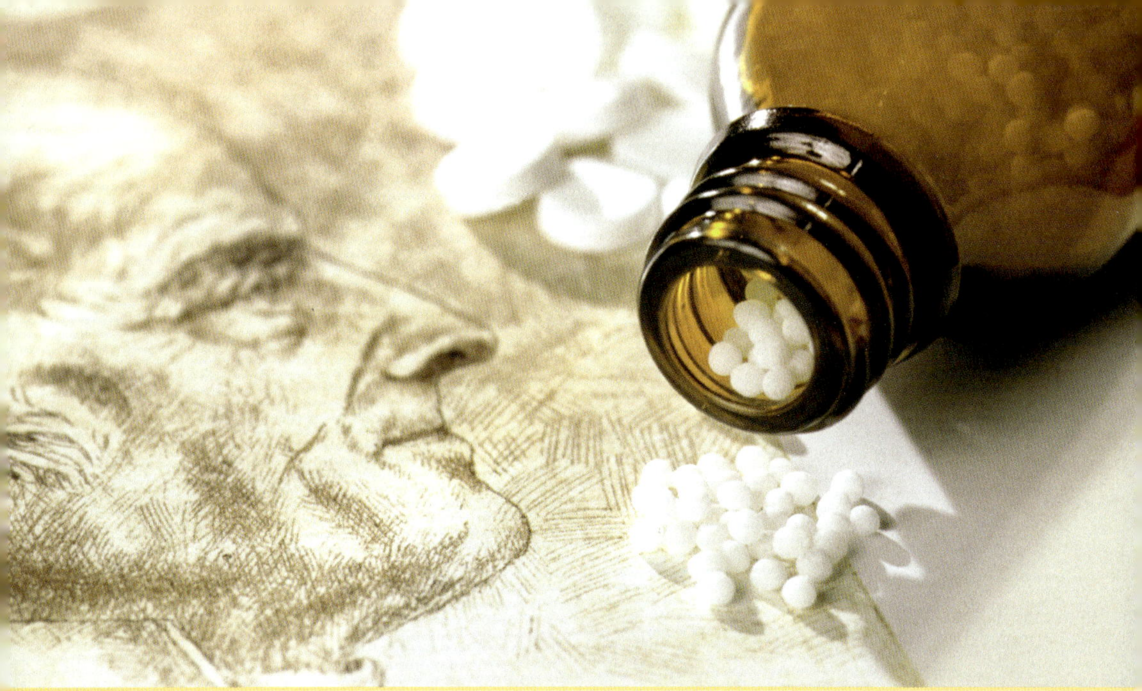

Erfolg versprechende Strategien gegen Schmerzen

Sie wissen jetzt, dass eine Behandlung Ihrer Rückenschmerzen zunächst im Kopf beginnen sollte. Es gibt ausgesprochen erfolgreiche Therapien, die allerdings nicht bei jedem Patienten gleich gut anschlagen. Das liegt aber nicht unbedingt an den Methoden, sondern eher an den unterschiedlichen Auslösefaktoren für Rückenschmerzen.
Einige vermeintlich bewährte Therapien gelten heute als gänzlich unwirksam, wie Bettruhe, längere Krankschreibung, Streckung der Wirbelsäule sowie Verordnen von Lendenstützen (mit Ausnahme von speziellen Fällen).
Früher dachte man, dass Rückenschmerzen immer mechanische Ursachen haben und/oder auf nachweisbaren Gewebeschäden beruhen. Seit das bio-psycho-soziale Modell der Schmerzentstehung (siehe Seite 13) herrschende Meinung unter den Experten ist, konnten sich auch andere Therapiemodelle durchsetzen. Heutzutage arbeiten die Fachleute mit vielfältigen Strategien und sprechen von einem »multimodalen« Therapiekonzept.

Das multimodale Therapiekonzept

»Multimodal« steht für: viele Therapiearten. Gemeint ist ein Vorgehen, bei dem die verschiedenen gestörten Ebenen eines Rückenschmerzpatienten parallel angegangen werden. Dazu zählen

- die emotionale Ebene mit Hilflosigkeit, Verzweiflung, Ärger, Angst und gedrückter Stimmung
- die Verhaltensebene mit Überbewertung des Schmerzes, falschen Überzeugungen, verkehrter Schonung, falscher Ängstlichkeit und Furcht vor Verschlimmerung
- die körperliche Ebene mit Muskelverspannung, Gewebeentzündungen, vorgefallenem Bandscheibengewebe, Druck auf eine Nervenwurzel, Muskelschwäche, Muskelkoordinationsdefiziten, knöchernen Verengungen und Segmentinstabilitäten. Zur körperlichen Ebene gehören ferner falsches Verhalten wie die Einnahme unwirksamer Medikamente, überhäufige Arztwechsel, falsche Schonung oder falsche Bewegungsmuster.

Die multimodale Therapie versucht also, möglichst viele gestörte oder falsch programmierte Bereiche der drei Ebenen anzusprechen und in die richtige Richtung anzustoßen. Nach diesen Erkenntnissen können Sie zu Hause selbst etwas gegen Ihren Rückenschmerz tun.

Ihre Strategie: In 3 Steps schmerzfrei

Diese drei Ebenen wollen wir in diesem Buch ansprechen und Ihnen so ein Konzept an die Hand geben, wie Sie Ihre Rückenschmerzen besiegen können.

- Step 1: Suchen Sie sich eine gute mentale Technik aus, um Ihre Gedanken in die richtige, schmerzbeseitigende Richtung zu lenken. Lesen Sie dazu weiter auf Seite 74, aber auch Seite 61.
- Step 2: Wählen Sie ein oder mehrere weitere Therapieverfahren für die körperliche Ebene, die Ihnen persönlich gut liegen und zu denen Sie Vertrauen haben. Sie sind ab Seite 77 beschrieben.
- Step 3: Bleiben Sie aktiv und beweglich. Führen Sie die speziellen Bewegungsübungen aus, die wir Ihnen ab Seite 93 vorstellen.
- So geht es dann weiter: Entwickeln Sie ein Verständnis für Ihre individuelle Rückenschmerzproblematik. Seien Sie sensibel gegenüber Ihrem Körper und decken Sie Versäumnisse auf. Machen Sie sich einen Plan für die Zukunft mit kleinen Veränderungen in Ihrem Leben. Achten Sie auf einen ausreichenden Wechsel zwischen Spannung und Entspannung. Beginnen Sie erst mit einem Trainingsprogramm für Ihre Muskeln, sobald Ihr akuter Schmerz abgeklungen ist. Legen Sie dabei Wert auf Kraft, Ausdauer und Koordination.

Step 1: Überlisten Sie Ihr Gehirn

Mithilfe mentaler Techniken können Sie die ungeheure Macht Ihrer Gedanken und Gefühle nutzen, um Ihren Rücken zu stärken und Schmerzzustände im Körper zu beseitigen. Bitte wiederholen Sie solche Übungen und Imaginationen jeweils mehrfach am Tag, damit sich deren Kraft entfalten kann.

Lachen und Humor

Die bekanntesten schmerzhemmenden Substanzen sind die Opioide, etwa Morphium, die aus dem Milchsaft des Schlafmohns stammen oder synthetisch hergestellt werden. Doch Ihr Körper verfügt selbst über ein eigenes System von Opioiden, über die Endorphine. Sie werden im Gehirn gebildet und wirken ebenfalls schmerzlindernd. Jeder trainierte Läufer weiß, dass man diese Stoffe gezielt durch regelmäßiges körperliches Training zur Ausschüttung bringen kann.
Dennoch müssen Sie nicht erst zehn Kilometer laufen, um von der Power der Endorphine zu profitieren. Lachen Sie einfach! Denn auch dadurch werden die körpereigenen Endorphine ausgeschüttet. Stellen Sie sich Ihre eigene Lachtherapie zusammen. Besorgen Sie sich lustige Comics, Cartoons oder schauen Sie witzige Filme an. Sie wissen selbst am besten, was Sie besonders lustig finden. Es mag lachhaft klingen, ist aber wahr: Wenn Sie Rückenschmerzen haben und sich etwas anschauen, über das sie unwillkürlich lachen müssen, so kann das den Schmerz sehr wirksam lindern. Also: Überlisten Sie den Schmerz!

Denken Sie positiv

Ihre ausgedehnten Verschaltungen des Nervensystems, die neuronalen Netzwerke, reagieren sehr sensibel auf Sprache und Gedanken. Es ist erwiesen, dass positive Überzeugungen Schmerzen mindern und vegetative Körperfunktionen verändern, umgekehrt aber negative Gedanken den Schmerz auch verstärken können. Beschäftigen Sie sich also mit positiven, bejahenden Gedanken. Versuchen Sie Ihre ganz individuellen Ermutigungsformeln zu finden. Als Beispiel haben wir Ihnen einige positive Vorsätze im Tipp rechts zusammengestellt.

Glücksgefühle

Es ist nicht schwierig für Ihr Gehirn, angenehme Gefühle zu erzeugen. Sie können sie sozusagen herbeidenken. Wobei Forscher eindeutig herausfanden, dass nicht der Gedanke an Geld oder materielle Dinge Glücksgefühle verursacht (allenfalls kurzfristige), sondern die Erinnerung an angenehme Erlebnisse.

Glücksgefühle herbeidenken

Wenn Sie unter einer starken Rückenschmerzattacke leiden, machen Sie doch folgende Übung:

- Legen Sie sich auf den Teppich oder auf eine weiche Unterlage auf dem Boden und lagern Sie Ihre Beine auf einem Stuhl. Wenn es Ihnen gut tut, verwenden Sie Wärme, indem Sie unter Ihren Rücken eine Wärmflasche, eine Heizdecke oder einen Wickel legen.
- Stellen Sie sich dann eine angenehme Situation vor, z. B. einen Sonnentag am Strand im warmen Sand.

Und schon verschwinden die Rückenschmerzen.

Verankern von Glücksgefühlen

Tritt ein akuter Rückenschmerz auf, so stellen Sie sich eine für Sie angenehme Situation in Ihrem Leben vor. Malen Sie sich diese Situation in allen Einzelheiten aus und drücken Sie dabei eine ganz besondere Stelle an Ihrem Körper, zum Beispiel die Kuppe des linken kleinen Fingers. Das Drücken der Körperstelle und Ihr Denken an die Situation müssen synchron ablaufen, dann können Sie die angenehme Situation automatisiert abrufen. Üben Sie etwas, dann funktioniert diese Technik der Neurolinguistischen Programmierung wunderbar. Es schmerzt, Sie drücken – und lenken sich ab. Ihr Kopf ist jetzt am Strand. Überlistet!

Der Schmerzrahmen

Stellen Sie sich Ihren Rückenschmerz in seiner Stärke und Ausdehnung vor und bilden Sie einen Rahmen um ihn. Dann versuchen Sie Ihren Schmerz einzugrenzen. Ziehen Sie den Rahmen enger, bis es nicht mehr weitergeht. Oder Sie ziehen den Rahmen auseinander, um den Schmerz zu verdünnen.
Bereits nach wenigen Versuchen werden Sie bemerken, dass sich Ihr Schmerz verändern lässt.

TIPP

POSITIVE VORSÄTZE

Streuen Sie positive Vorsätze in Ihr Leben ein. Im Folgenden haben wir Ihnen ein paar Beispiele dafür aufgeführt:

- Mein Trainingsprogramm macht meinen Rücken stark.
- Eine starke Muskulatur macht einen starken Rücken.
- Kleine Änderungen in meinem Tagesablauf werden den Schmerz vergehen lassen.
- Ich werde mehr auf die Bedürfnisse meines Körpers achten.
- Mehr Entspannung löst meine Rückenspannung.
- Neue Lebensziele, neue Rückenkraft.
- Ein neuer Tagesablauf schafft neue Rückenenergien.

»Verwandeln« Sie die Schmerzen

Verändern und neutralisieren Sie Schmerzen im Körper durch Umwandlung.

- Der Versteinerungstrick: Überführen Sie die Schmerzen in Gegenstände. Können Sie bei dumpfen, drückenden Schmerzen eine Beziehung zu Steinen herstellen, so wandeln Sie den Schmerz gedanklich in Steine um. Versuchen Sie dann die Steine zu verkleinern, zu zertrümmern, wegrollen zu lassen.
- Das Farbspiel: Oder Sie färben den Schmerz ein. Ausgeprägter Schmerz könnte z. B. die Farbe Braun oder Schwarz annehmen. Mischen Sie dann schmerzlindernde Farben unter – etwa Gelb oder Weiß –, um die Farbe aufzuhellen und den Schmerz zu beseitigen.
- Bewusstes Wegatmen: Atmen Sie bewusst in den Schmerz hinein. Führen Sie die Luft beim Einatmen direkt in das Schmerzzentrum und atmen Sie den Schmerz anschließend stückchenweise über die Lungen aus.
- Konzentrierte Wärme: Konzentrieren Sie Ihre Körperwärme am Ort der Schmerzen. Wenn Sie sich vorstellen, dass die Blutgefäße ganz viel Körperwärme zu Ihrem Rücken transportieren, wird Ihr Rücken nach einer Weile ganz warm. Die Wärme hilft, Ihren Schmerz aufzulösen, zu verflüchtigen.

Reizarmut – ein Tor für den Schmerz

Vielleicht ist es Ihnen auch schon einmal passiert: Sie fahren durch Nebel und haben keinerlei Gefühl mehr für die Geschwindigkeit. Sie wundern sich, dass Sie laut Tacho langsamer fahren, als es Ihnen vorkommt. Das ist normal. Tests haben bewiesen, dass eine eintönige, reizarme Umgebung dazu führt, dass Menschen ihre Geschwindigkeit überschätzen.
Auf den Schmerz übertragen, heißt das: Reizarmut lässt den Schmerz stärker erscheinen, als er ist. Also schaffen Sie selbst Reize, wenn Sie Rückenschmerzen haben. Überdenken Sie dann Ihren Tagesablauf, Ihre Wochenendplanung. Verschaffen Sie sich neue Stimuli, neue Herausforderungen, neue Ziele, eine neue Motivation. Versuchen Sie zumindest ein Stück weit aus der Routine auszubrechen.
Wie das gelingt? Planen Sie jeden Tag eine bestimmte Zeit ein, die ganz allein für Sie selbst reserviert ist: für Ihre Gefühlswelt und Ihren Körper. Eine halbe Stunde sollte es schon sein. Stellen Sie hierfür jeweils am Wochenende einen Wochenplan auf, in dem Sie unterschiedliche Aktivitäten festlegen. Diese Aktivitäten müssen im Kontrast zum Alltagstrott stehen. Es gibt unendlich viele Möglichkeiten dafür. Es kann eine sportliche, eine entspannende, eine unterhaltsame oder eine herausfordernde Aktivität sein.

Step 2: Den Schmerz bewältigen

Laut einer Statistik behandeln sich annähernd 50 Prozent der Rückenschmerzpatienten mit naturheilkundlichen, homöopathischen oder ähnlich zubereiteten Mitteln. Der Anteil ist sehr hoch.

Homöopathische Mittel

Die Homöopathie geht auf Samuel Hahnemann (1755–1843) zurück. Er erkannte, dass Symptome mit Mitteln behandelt werden können, die in hohen Dosen genau diese Symptome auslösen. Das Mittel dient als Reiz und stimuliert dadurch die Selbstheilungskräfte des Körpers. In der klassischen Homöopathie werden nur Einzelmittel verordnet, um mögliche Wechselwirkungen zwischen den Mitteln auszuschließen. Welche Homöopathika bei Rückenschmerzen helfen, ersehen Sie aus der Tabelle unten.

Doch Vorsicht! Die Selbstmedikation damit hat Grenzen, da Sie als Laie das Mittel nicht entsprechend der klassischen homöopathischen Lehre aussuchen können.

INFO

BEISPIELE HOMÖOPATHISCHER MITTEL

Symptome	Homöopathisches Mittel	Anwendung
Starke Rückenschmerzen	Nux vomica D6	3-mal tägl. 5 Globuli/ Tropfen, bis zu 3 Globuli/Tropfen stdl.
Muskelverspannungen mit deutlicher Verschlechterung bei Bewegung	Bryonia D4 (kann mit Nux vomica abgewechselt werden)	3-mal tägl. 5 Globuli/ Tropfen, bis zu 3 Globuli/ Tropfen stdl.
Akuter Schmerz, der ins Bein zieht	Rhus toxicodendron D4	Stdl. 10 Globuli/Tropfen
	Calcium fluoratum D4	Stdl. 10 Globuli/Tropfen
	Gnaphalium polycephalum D6	3-mal tägl. 5 Globuli/ Tropfen
Schmerz, der ins Bein zieht, rheumatisch mit Besserung durch Kälte	Bryonia D4	3-mal tägl. 5 Globuli/ Tropfen, bis zu 3 Globuli/ Tropfen stdl.
Schmerzen, die ins Bein ziehen, mit Kribbelgefühl	Citrullus colocynthis D6	3-mal tägl. 5 Globuli/ Tropfen
Schmerzen im Bereich des Kreuzbeins und der Lendenwirbelsäule	Aesculus hippocastanum D6	3-mal tägl. 5 Globuli/ Tropfen, bis zu 3 Globuli/Tropfen stdl.
Schmerzen im Bereich des Steißbeins	Castor equi D6	3-mal tägl. 1 Tablette

Das sollte dem Homöopathen vorbehalten bleiben. Gleiches gilt für die Anwendung anthroposophischer und spagyrischer Mittel sowie der Schüßler-Salze.

Homöopathische Komplexmittel

Komplexmittel sind Gemische aus verschiedenen homöopathischen Mitteln, um die Wirkung der einzelnen Homöopathika zu steigern. Sie sollten jedoch keine Komplexmittel gleichzeitig mit Einzelmitteln einnehmen. Ihr Therapeut wird Ihnen bei Rückenschmerzen hilfreiche Komplexmittel nennen.

Anthroposophische Mittel

Die Anthroposophische Medizin wurde von Rudolf Steiner (1861–1925) begründet. Neben naturwissenschaftlichen Aspekten ist ein ganzheitliches Menschenbild, in dem der Mensch in all seinen Dimensionen untersucht wird, wichtig für die Wahl eines Arzneimittels. In der Tabelle unten finden Sie Behandlungsbeispiele mit anthroposophischen Mitteln der Firmen Wala und Weleda.

Die Spagyrik

Das spezielle homöopathische Zubereitungsverfahren der Spagyrik (aus dem Griechischen für Trennen und wieder Vereinigen) geht auf C. F. Zimpel (1801–1879) und C. Mattei (1809–1896) zurück. Von den pflanzlichen, metallischen und mineralischen Ausgangsstoffen werden wässrige und alkoholische Extrakte gewonnen, jeweils bis zur dritten Dezimalpotenz homöopathisch potenziert und wieder miteinander vermischt. Danach wird das jeweilige Mittel bis zur Endstufe potenziert. Die Zubereitungen sind apothekenpflichtig.

INFO

BEISPIELE ANTHROPOSOPHISCHER MITTEL

Beschwerden	Mittel	Dosierung
Akuter Rückenschmerz mit Ausstrahlung ins Bein	Disci comp. cum Argento	3-mal 5 Globuli
	Hypericum ex herba 5 %, Öl	2-mal täglich einreiben
Akuter Rückenschmerz mit Muskelverspannung	Magnesium phosphoricum comp.	3-mal 5 Globuli
	Cuprum/Nicotiana	2-mal täglich einreiben
	Unguentum-Salbe	2-mal täglich einreiben
Akuter Rückenschmerz, Lumbago/Hexenschuss	Apis/Bryonia	3-mal 5 Globuli
	Solum-Öl	2-mal täglich einreiben
	Aconitum comp.	3-mal 5 Globuli
	Aconit-Schmerzöl	3-mal täglich einreiben

Behandlungsbeispiel für Rückenschmerzen von Laboratorium Soluna:

- Azinat (Nr. 3), 3-mal 10 Tropfen in 1 Glas Wasser einnehmen
- Splenetik (Nr. 18), 3-mal 10 Tropfen in 1 Glas Wasser einnehmen
- Azinat-Öl, 3-mal täglich die schmerzenden Stellen mit einigen Tropfen des Öls einreiben

Mit der Energie der Mineralien: Schüßler-Salze

Der Oldenburger Arzt Dr. Schüßler begründete im Jahr 1874 eine Form der Homöopathie, die auf Mineralsalzen beruht. Nach Dr. Schüßler benötigt der Körper Mineralsalze für die Zellkommunikation und den Stoffwechsel. Ein Mangel führt zu Krankheiten.

Bei akutem Rückenschmerz:

- Magnesium phosphoricum (Nr. 7): 5–10 Tabletten in 1 Glas heißem Wasser auflösen (»Heiße Sieben«) und schluckweise trinken, dabei möglichst lang im Mund behalten. Kann über Stunden, später mit neuen Tabletten, schluckweise eingenommen werden.
- Calcium phosphoricum (Nr. 2): 1 Tablette langsam im Mund zergehen lassen. Alle 15 Minuten kann 1 Tablette eingenommen werden, bis der Akutschmerz nachlässt. Dann je nach Bedarf.

Bei chronischem Rückenschmerz:

- Natrium phosphoricum (Nr. 9), Silicea (Nr. 11), Calcium fluoratum (Nr. 3), Calcium phosphoricum (Nr. 2): Je 1 Tablette nacheinander im Mund zergehen lassen oder alle Tabletten in 1 Glas Wasser auflösen und trinken. Bei geringen Beschwerden 1-mal am Tag, bei größeren Beschwerden bis zu 10-mal am Tag einnehmen. Bei starken Beschwerden können Sie die Tabletten so lange hintereinander lutschen, bis die Schmerzen nachlassen, danach halbstündlich oder stündlich weiter einnehmen.

Die Kraft der Natur: Pflanzliche Präparate

Pflanzliche Präparate eignen sich im Allgemeinen weniger für die Behandlung akuter Rückenschmerzen. Der Grund: Es gibt keine nur schmerzstillenden Pflanzenextrakte. Einige Pflanzen enthalten aber eine entzündungshemmende Komponente und können so zumindest die Schmerzen reduzieren.

Teufelskralle (Harpagophytum procumbens)

Die Heilpflanze stammt aus Südafrika. Die aktiven Inhaltsstoffe befinden sich in den Knollen. In klinischen Studien konnte die antientzündliche und schmerzhemmende Wirkung der Teufelskralle bewiesen werden. Die gleichzeitige Einnahme

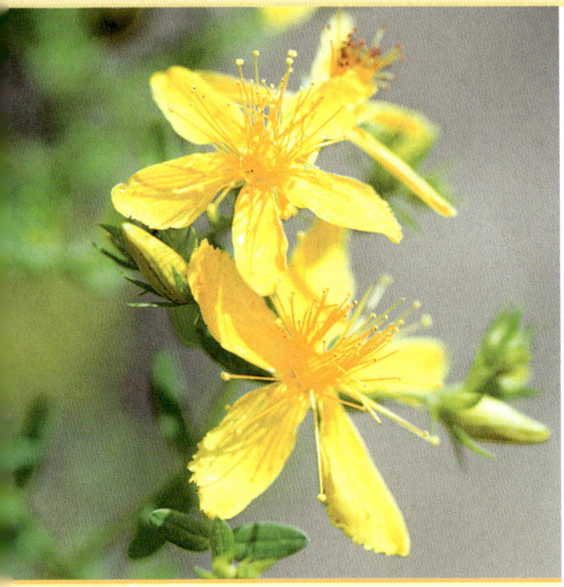

Johanniskraut lindert depressive Verstimmungen infolge von Schmerzen.

von Vitamin E (800 mg) erhöht diese Wirkung noch.
Beispiele von Handelspräparaten®: flexiloges, Harpagophytum Arkocaps, Arthrosetten, Sogoon, Cefatec Brausetabletten, Harpagosan Tee u. a. Die Teufelskralle wird auch Teemischungen zugesetzt.

Johanniskraut (Hypericum perforatum)

Johanniskraut hilft bei depressiven Verstimmungen, wie sie bei Schmerzen regelmäßig auftreten. Außerdem soll es schmerzhemmend wirken. Verwendet werden die Sprossspitzen und Blüten.
Eine Anwendung ist in vielen Fällen von Vorteil. Besonders bei Begleiterscheinungen wie Schlafstörungen und nervöser Unruhe können Baldrian, Melisse, Hopfen, Passionsblume einzeln oder in Kombination mit Johanniskraut eingesetzt werden. Die beruhigende Wirkung kann auch die Muskeln entspannen.
Beispiele von Handelspräparaten®: Felis, Texx, Esbericum, Jarsin, Hyperforat, Hypericum Stada, Sedariston, Neurapas, Biral u. a.

Brennnessel (Urtica dioica)

Die Brennnessel hilft bei Rückenschmerzen und Ischialgien. Verwendet werden die Sprosse und Wurzeln.
Es gibt Brennnesselpräparate in Form von Kapseln oder Dragees, aber auch als Teezubereitungen.
Beispiele von Handelspräparaten®: Urtica-Hevert Rheumatropfen, Hox alpha, Natu-lind, Kneipp Brennnessel-Tee u. a.

- So bereiten Sie Brennnesseltee: Übergießen Sie 2 Teelöffel geschnittener Brennnesselblätter mit 1 Tasse heißem Wasser. 10 Minuten ziehen lassen und dann abseihen. Mehrmals täglich 1 Tasse (bis zu 1 Liter täglich) trinken.
- Schlagen mit frischen Brennnesseln: Sich mit Brennnesselstängeln auf den Rücken zu schlagen klingt nach einer leichten Form von Masochismus – kann aber sehr wirkungsvoll sein. Das »Gift« der Brennnessel löst nämlich eine Reizung aus – und die hat eine deutlich

schmerzlindernde Wirkung. Nach drei Tagen Anwendung sollten Sie eine dreitägige Pause einlegen, damit die Rötung zurückgeht.

Sonnenhut (Echinacea purpurea)

Insbesondere bei chronischen Rückenschmerzen können Sie Sonnenhutzubereitungen einsetzen. Diese stärken das Immunsystem. Das ist besonders wirkungsvoll, wenn der Rückenschmerz bei Ihnen mit einer Entzündung einhergeht. Wenn Sie Echinacea über längere Zeit einnehmen möchten, sollten Sie Ihren Arzt konsultieren. Die Wirkstoffe befinden sich in den Blüten und Wurzeln. Beispiele von Handelspräparaten®: Echinacea-ratiopharm, Echinacea Stada, Echinacea Urtinktur Hevert, Echinacin-Madaus u. a.

Phytodolor®

Dieses pflanzliche Kombinationspräparat aus Zitterpappel, Goldrutenkraut und Eichenrinde wirkt gut schmerzreduzierend und antientzündlich.

Enzympräparate

Bei einer Ischiassymptomatik mit Ameisenlaufen oder verminderter Sensibilität können Enzympräparate abschwellend und antientzündlich, aber auch immunstimulierend wirken.
Beispiele von Handelspräparaten®: Phlogenzym, Wobenzym.

Retterspitz

Dieses seit 1902 auf dem Markt befindliche Naturheilmittel besteht u. a. aus Zitronensäure, Weinsäure, Alumen (oder Alaun – Kaliumsulfat), Rosmarinöl, Arnikatinktur und Thymol. Es wirkt schmerzlindernd und entzündungshemmend. Sie können es äußerlich als Wickel oder Einreibung verwenden. Für die Einnahme gibt es Retterspitz als besondere Zubereitung. Erwachsene nehmen 3- bis 5-mal täglich 20 ml, Kinder 3- bis 5-mal täglich 1 Esslöffel.

- Retterspitzwickel: Tränken Sie ein Leinen- oder Baumwolltuch mit einer 14 bis 18 °C warmen Retterspitzlösung. Legen Sie dieses Tuch faltenfrei auf den Rücken und decken Sie darüber ein weiteres trockenes Tuch.

WEITERE PFLANZLICHE PRÄPARATE

INFO

Ebenfalls hilfreich bei Schmerzen: **Weide** (Salix species), **Löwenzahn** (Taraxacum officinale), **Birke** (Betula pendula). Alle Handelspräparate sind als Tabletten, Pflanzensäfte oder Tees erhältlich.
Beispiele von Handelspräparaten®: Salix Bürger, Assalix, Kneipp Löwenzahn-Pflanzensaft, Kneipp Birkenblätter-Pflanzensaft u. a.

Einhüllen lindert: Wirksame Wickel und Kompressen

Schon unsere Großmütter wussten um den schmerzlindernden und muskelentspannenden Effekt von Wickeln. Neben dem direkten Einfluss auf den Körper wirkt der Wickel durch den einhüllenden Effekt zusätzlich als Fürsorge. Den Schmerz so »eingebettet« zu wissen, tut auch seelisch gut. Natürlich sollte der Patient unter Aufsicht bleiben, da Blutdruckreaktionen auftreten können. Auch kann es im Anschluss an die Entwicklung angenehmer Körperwärme zu Hautrötungen und Reizungen kommen.
Alle hier vorgestellten Anwendungen sind auch sehr gut miteinander kombinierbar. Sie können also von Tag zu Tag die Art des Wickels wechseln.

Der Rückenschmerz steht im Vordergrund

- Senfwickel: Schwarzes Senfmehl (ca. 100 g) in körperwarmem (nicht heißem!) Wasser zu einem Brei anrühren. Auf ein Tuch ein Küchenpapier legen und darauf den Senfbrei wegen seiner klebrigen Konsistenz aufbringen. Das Ganze mit dünner Gaze abdecken und den Wickel mit der Gazeseite auf die schmerzende Stelle legen; den Wickel mit einem weiteren Tuch abdecken.

Dauer: maximal 5 Minuten, denn Senf kann auf empfindlicher Haut Brandblasen hervorrufen. Die scharfe Wirkung lässt sich abmildern, wenn Sie die Haut zuvor mit Olivenöl einreiben.

- Heublumensäckchen: Die Säckchen bekommen Sie fertig in der Apotheke. Sie können auch frische Heublumen in einen kleinen Baumwoll- oder Leinensack (ca. 30 · 30 Zentimeter) füllen. Lassen Sie das Säckchen über einem Topf mit heißem, dampfendem Wasser etwa 20 Minuten durchziehen. Achtung: Das Säckchen soll nicht nass sein, sondern feuchte Wärme entwickeln.

Dauer: 15 bis 30 Minuten, bei guter Verträglichkeit bis zu 2 Stunden.

- Kirschkernsäckchen: Sie können Kirschkernsäckchen fertig kaufen oder selbst anfertigen. Füllen Sie dazu ein kleines Leinensäckchen von etwa 30 · 30 Zentimeter Größe mit gut gewaschenen und getrockneten Kirschkernen. Erhitzen Sie es im Backofen und legen Sie es dann so heiß wie möglich auf den Rücken.

Dauer: etwa 30 Minuten, nach Belieben auch länger. Das Kirschkernsäckchen kann auch sehr gut zur Massage der betroffenen Regionen genutzt werden.

Muskelverspannungen stehen im Vordergrund

- Ingwerkompresse: Sie entwickelt eine tiefe, milde Wärme, die sich auf den ganzen Körper ausbreitet. Nicht anwenden bei Unverträglichkeit von Ingwer. So wird's gemacht: 2 Esslöffel Ingwer (Pulver oder – besser – frisch geriebene Wurzel) in einer Tasse mit heißem Wasser anrühren und den Ingwersaft über ein Sieb in eine größere Schüssel gießen. Den Ingwer mit ca. 1 bis 1,5 Litern heißem Wasser aufgießen. Ein Baumwolltuch damit tränken, gut auswringen und, sobald es eine angenehme Temperatur hat (unbedingt prüfen!), auf die schmerzende Stelle legen. Über die Kompresse ein trockenes Außentuch breiten und anschließend den gesamten Körper gut zudecken.

Dauer: maximal 30 Minuten, kann täglich angewendet werden. Nach 1 Woche mehrere Tage Pause einlegen.

Nervenschmerzen entlang des Beins stehen im Vordergrund

- Johanniskrautöl-Kompresse: Ein Leinentuch mit dem Öl tränken und über einem Topf mit heißem Wasser anwärmen. Dann auflegen und mit einem Leinen- oder Baumwolltuch abdecken.

Dauer: 15 bis 30 Minuten, bei guter Verträglichkeit bis zu 2 Stunden.

- Karlsbader-Bittersalz-Kompresse ($MgSO_4$): Ein Baumwolltuch in einer heißen Lösung mit Bittersalz tränken und so heiß, wie es der Patient verträgt, auf die schmerzende Stelle auflegen. Nach dem Abkühlen erneuern.

Dauer: 15 bis 30 Minuten, bei guter Verträglichkeit bis zu 2 Stunden. Kann mehrmals wiederholt werden.

WÄRMENDE MITTEL ZUM EINREIBEN AUF DEN RÜCKEN

INFO

Name®	Inhaltsstoffe
Arnikatinktur »Hetterich«	Arnikatinktur
Arthrodynat P Salbe	Rosmarin, Kampfer, Johanniskraut
Arthrosenex AR	Öliger Auszug aus Arnikablüten
Dolo-cyl Muskelöl	Arnika, Eukalyptus, Lavendel, Pinie u. a.
Eucafluid N	Eukalyptus, Kiefernadel, Pfefferminze, Rosmarin
Fangotherm	Eifelfangoschlamm
Gothaplast Rheumamed AC Wärmepflaster	Cayennepfeffer, Arnika
Hansaplast ABC Wärmepflaster	Cayennepfeffer
Kneipp Rheuma Salbe	Capsaicin (Cayennepfeffer)
Kytta-Thermopack	Moor-Fango-Paraffin-Wärmepackung
Rosarthron Salbe	Rosmarin, Latschenkiefer
Thermo Bürger Salbe	Capsaicin (Cayennepfeffer)

INFO

NAHRUNG ALS MEDIZIN

Als nachgewiesen war, dass die Ernährung einen großen Einfluss auf rheumatische Erkrankungen hat, wurde untersucht, ob dies auch bei Schmerzzuständen der Fall ist. Tatsache ist, dass bestimmte Lebensmittel einen schmerzreduzierenden, andere wiederum einen schmerzfördernden Effekt haben. Als schmerzreduzierend gelten beispielsweise Sojaöl, pflanzliche Zucker, farbgebende Pigmente wie Anthocyane (z. B.in Heidelbeeren) und andere sekundäre Pflanzenstoffe in Früchten und Pflanzen. Bei chronischen Rückenschmerzen und in Anbetracht der besonderen Rolle des Darms können eine Darmsanierung, spezielle Diäten wie Rotations- oder Eliminationsdiät, Fasten oder eine Ernährungsumstellung der Schlüssel zum Therapieerfolg sein.

Nahrungsempfehlungen bei akuten Rückenschmerzen

- Reduzieren Sie Ihren Fleisch- und Wurstkonsum.
- Essen Sie mehr Fisch wegen der Omega-3-Fettsäuren.
- Verzehren Sie deutlich mehr Obst und Gemüse sowie Nüsse.
- Trinken Sie viel Wasser.
- Meiden Sie Zucker- und Weißmehlprodukte.
- Reduzieren Sie Kaffee, Alkohol und Nikotin.

Wärme tut gut

Der Muskel besteht zu mehr als 70 Prozent aus Flüssigkeit und ist zur problemlosen Funktion auf eine Mindesttemperatur angewiesen. Ein gesunder Muskel ist warm, locker, elastisch ohne Verhärtungen. Ist der Muskel verspannt, so sinkt der Wärmegehalt, da es durch den erhöhten Tonus zu einer verminderten Blutversorgung kommt. Alle verhärteten, spannungsgeladenen Areale sind kühl und unflexibel und nehmen nicht in der notwendigen Weise an der Muskelarbeit teil. Deshalb ist gerade bei einer Störung der Muskelfunktion Wärme ein wichtiges Therapieprinzip. Man kann den Wärmehaushalt von innen her wieder anregen mit besonderen Bewegungsübungen wie Yoga, Tai Chi oder Heileurythmie (siehe Seite 110), mit homöopathischen und anthroposophischen Mitteln und Reiztherapien. Auch die Zufuhr von Wärme in Form von Rotlicht, anderen physikalischen Strahlen, Fango oder Umschlägen kann den Wärmeprozess wieder in Gang setzen und heilend wirken. Die Tabelle auf Seite 83 enthält Mittel zum Einreiben, die wärmend wirken.

Akupressur

Die Akupressur ist mit der bekannteren Akupunktur vergleichbar, nur dass statt mit Nadeln mit der Fingerbeere Druck

auf den Akupunkturpunkt ausgeübt wird. Mithilfe der Akupressur kann blockierte Energie wieder zum Fließen gebracht werden. Möglicherweise werden dadurch auch schmerzhemmende Stoffe ausgeschüttet. Die angeführten Punkte haben sich in der Rückenschmerzbehandlung als sehr wirksam erwiesen.
So akupressieren Sie richtig: Wenn nichts anderes vermerkt ist, gilt: Die genannten Punkte nacheinander ca. 30 Sekunden lang in leicht kreisenden Bewegungen locker drücken. Die Anwendung können Sie mehrmals am Tag wiederholen.

Akupressur bei chronischen Rückenschmerzen

Ursachen chronischer Rückenschmerzen können Muskelanspannungen im Rücken infolge depressiver Verstimmung und blockierter Lebensenergie Qi sein. Die Stimulation der genannten Punkte entspannt den Rücken.

- Extrapunkt Beckenkamm: Er liegt (jeweils rechts und links) in der Mitte zwischen der Wirbelsäule und der Taille in Höhe des Beckenknochens.

Drücken Sie beide Punkte gleichzeitig mit den Daumenkuppen über einen Zeitraum von 1 bis 2 Minuten.

- Blase 40: Wenn Sie leicht in die Knie gehen, bildet sich in der Mitte der Kniekehle eine Falte. Auf der Mitte dieser Falte liegt der Punkt Blase 40.
- Lenkergefäß 14: Dieser Punkt wird auch »Punkt aller Strapazen« genannt. Sie finden ihn auf dem Übergang zwischen Hals- und Brustwirbelsäule. Fahren Sie dazu mit dem Finger die Halswirbelsäule hinunter, bis Sie ungefähr auf Schulterhöhe auf einen deutlich vorspringenden Halswirbel (den 7.) stoßen. Das Lenkergefäß 14 befindet sich direkt unterhalb der Vorwölbung des Dornfortsatzes.
- Lenkergefäß 4 und Blase 23: Die »Pforte des Lebensloses« oder »Mingmen«, wie der Punkt auch heißt, befindet sich unterhalb des Dornfortsatzes des zweiten Lendenwirbelkörpers auf Höhe des Bauchnabels. Sie finden ihn auch, wenn Sie vom Beckenkamm aus zwei Querfinger nach oben messen. Zwei Querfinger neben dem Lenkergefäß 4 liegen rechts und links die Punkte Blase 23, die »Einflusspunkte des Nierenfunktionskreises«. Behandeln Sie die Punkte nacheinander.
- Blase 60: Der Punkt »Olympus« liegt in der Mitte zwischen Außenknöchel und Achillessehne. Denken Sie sich zwischen der höchsten Erhebung des Außenknöchels und der Achillessehne eine horizontale Linie und nehmen Sie die Mitte davon.
- Extrapunkt Handrücken: Auf dem Handrücken können Sie zwischen Zeige- und Mittelfinger sowie zwischen Ringfinger und kleinem Finger eine Vertiefung zwi-

schen den Mittelhandknochen spüren. Verfolgen Sie diese Richtung Handgelenk, dann stoßen Sie im Bereich der Handwurzelknochen auf eine Mulde, den Extrapunkt.

Akupressur bei Schlafstörungen

Ein- und Durchschlafstörungen sind so oft mit Rückenschmerzen vergesellschaftet, dass sie am Abend einer besonderen Behandlung bedürfen. Über die folgenden Reflexpunkte können Sie Ihre Einschlaffähigkeit verbessern.

- Magen 36: Der Punkt liegt ca. drei Querfinger unterhalb der Kniescheibe und einen Querfinger seitlich neben der knöchernen Auftreibung des Unterschenkelknochens.
- Extrapunkt Stirn: Dieser Punkt wirkt besonders bei Durchschlafstörungen. Sie finden ihn in der Mitte zwischen den beiden Augenbrauen.
- Blase 62: Diesen Punkt finden Sie etwa einen Querfinger unterhalb des Außenknöchels.

Ohr-Akupressur

Nach der Akupunkturlehre sind einige Körperregionen auf der Ohrmuschel abgebildet. Werden die Punkte, die dort lokalisiert sind, akupressiert, erreichen Sie damit das entsprechende Organ. Die Zone der Wirbelsäule befindet sich am Ohr entlang des Außenrandes der Ohrmuschel (Anthelix). Die Zone der Halswirbelsäule liegt im Bereich des Ohrläppchens, aufsteigend folgen die Zonen der Brustwirbelsäule und der Lendenwirbelsäule, die Zone des Kreuzbeins weist in Richtung Gehörgang. Drücken Sie am besten mit einer Häkelnadel oder etwas Ähnlichem mit stumpfem Ende die Regionen an beiden Ohren auf der Suche nach schmerzhaften Punkten ab. Einen schmerzhaften Punkt drücken Sie in leicht kreisenden oder vibrierenden Bewegungen, bis der Schmerz nachlässt.

Fußreflexzonen der Wirbelsäule

Auf der Fußsohle ist wie am Ohr der ganze Körper mit allen Strukturen abgebildet. Die Wirbelsäule befindet sich entlang der inneren Fußkante von der Ferse bis zur Großzehe. Das Kreuzbein liegt an der Ferse, die Halswirbelsäule an der Großzehe. Die für Rückenschmerzen wichtige Lendenwirbelsäule reicht vom Ende der Ferse bis nahe an den Großzehenballen.

- Lendenwirbelsäulen-Reflexzone: Streichen Sie mit beiden Daumen entlang der inneren Fußkante von der Ferse bis nahe zum Großzehenballen. Beziehen Sie in die Behandlung Muskulatur und Knochen ein. Massieren Sie so stark, wie es Ihnen angenehm ist, durchaus über mehrere Minuten. Natürlich können Sie sich auch von einem Partner massieren lassen.

Wenn Sie schmerzhafte Stellen entdecken, verweilen Sie dort länger.

Bei innerer Angespanntheit beziehen Sie die obere seitliche Region der Großzehe (ca. 1 bis 2 Zentimeter vor einer gedachten Linie zum Großzehenballen) mit ein. Hier liegt die Reflexzone eines wichtigen vegetativen Zentrums, des Sonnengeflechts (Solarplexus).

Mudras – Yoga mit den Fingern

Mudras sind Fingerübungen, die schon seit Jahrhunderten bei religiösen Handlungen oder Tänzen in verschiedenen Kulturen ausgeübt werden und auf den ganzen Körper wirken. Mit ihrer Hilfe können Sie Energiebahnen wieder mit Energie füllen und Blockaden lösen. Mudras können Sie sooft Sie wollen ausführen. Dauer: von einigen Sekunden bis zu ein bis zwei Minuten. Drücken Sie dabei Ihre Finger sanft gegeneinander. Obwohl Sie die Mudras bei jeder Gelegenheit auch nebenbei halten können, sind diese Fingerübungen besonders wirkungsvoll, wenn Sie sich dazu an einen ruhigen Ort zurückziehen, eine entspannte Körperhaltung einnehmen und bewusst tief ein- und ausatmen. Mudras helfen sowohl bei akuten Rückenschmerzen als auch vorbeugend. Für den Rücken zuständige Energieleitbahnen können über Mudras angesprochen und sehr gut beeinflusst werden.

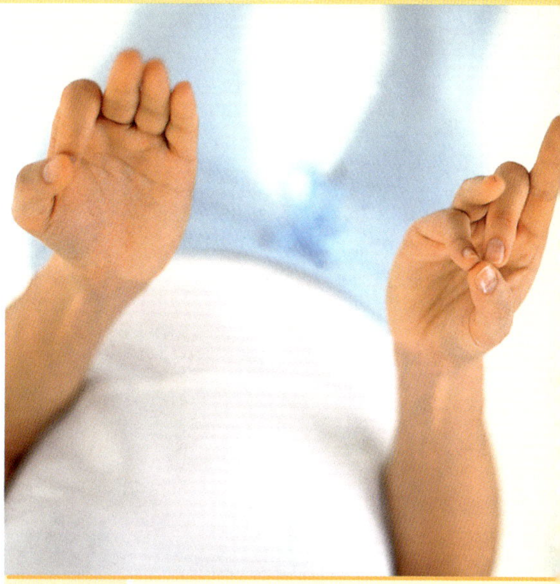

Mit dieser Mudra lassen sich Blockaden lösen, und der Rücken entspannt.

Die Rückenschmerz-Mudra

- Rechte Hand: Führen Sie den Daumen, Mittelfinger und kleinen Finger an den Kuppen zusammen. Strecken Sie den Zeige- und Ringfinger aus, soweit es Ihnen möglich ist.
- Linke Hand: Legen Sie den Daumen auf den Zeigefingernagel. Die übrigen Finger sollten Sie nach Möglichkeit strecken (siehe Foto oben).

Mudra zur Rückenentspannung

- Verschränken Sie die Finger zur Bethaltung, sodass die Fingerkuppen jeweils auf dem Handrücken liegen. Die beiden Daumen stehen sich locker gegenüber, berühren sich aber nicht.

MEDIKAMENTE DER SCHULMEDIZIN

Niemand verlangt von Ihnen, dass Sie Ihre Schmerzen heroisch ertragen. Wenn sich die Beschwerden nicht durch andere Methoden beseitigen lassen, können Medikamente Hilfe bieten. Und die sollten Sie sich am besten von Ihrem Arzt verschreiben lassen – wenngleich viele Menschen einfach von sich aus zu einem (bewährten) Schmerzmittel greifen. Bedenken Sie bitte, dass Arzneien teilweise erhebliche Nebenwirkungen haben. So können antientzündliche Medikamente Magen-Darm-Blutungen verursachen. Patienten mit Problemen im Magen-Darm-Trakt oder ältere Menschen sollten solche Mittel daher möglichst meiden. Muskelerschlaffende Medikamente können Müdigkeit und Schlaffheit verursachen, was die Symptome dann unter Umständen sogar noch verschlimmert. Auf keinen Fall sollten Sie nach der Einnahme dieser Mittel am Straßenverkehr teilnehmen oder eine Maschine bedienen. Viele Medikamente verursachen Kopfschmerzen.
Ein in der Schmerztherapie gut ausgebildeter Arzt wird das richtige Medikament für Sie heraussuchen.

GEHEN SIE MIT MEDIKAMENTEN VERANTWORTUNGSBEWUSST UM!

Versuchen Sie nicht, sich über einen längeren Zeitraum in Eigenregie selbst zu verarzten. Medikamente können bei richtiger Anwendung äußerst wirksam sein, man muss aber verantwortungsvoll damit umgehen. Keinesfalls ersetzen Medikamente andere aktivierende Methoden wie Krankengymnastik, mentale Verfahren oder eine Verhaltenstherapie. In Kombination mit diesen Methoden sind Medikamente aber effektiv und notwendig, um bei länger andauerndem Schmerz dem Entstehen eines chronischen Schmerzproblems entgegenzuwirken.

MEDIKAMENTE FÜR DIE SELBSTBEHANDLUNG

Beachten Sie bitte auf dem Beipackzettel die Dosierung und Warnhinweise. Wenn nach einigen Tagen keine Besserung eingetreten ist, suchen Sie bitte einen Arzt auf.

Stoffklasse	Medikamenten-beispiele®	Dosierungs-beispiele	Bemerkungen
Acetylsalicyl-säure	Aspirin, Aspro, ASS, Togal	1- bis 3-mal 500–1000 mg	Löst leichte bis mittlere Schmerzen
Ibuprofen	Aktren, Dismenol N, Dolormin, Ibuprofen, Imbun, Jenaprofen, Optalidon, ratioDolor, Tempil, Tispol, Urem	1- bis 2-mal 200–400 mg	Löst Schmerzen, wirkt antientzündlich
Naproxen-Natrium	Aleve, Prodolor	2-mal 250 mg	Löst Schmerzen, wirkt antientzündlich
Paracetamol	Benuron, Enelfa, Fensum, Paracetamol	1- bis 3-mal 500–1000 mg	Löst leichte bis mittlere Schmerzen

SCHMERZLINDERNDE SALBEN, GELS, LÖSUNGEN ZUM AUFTRAGEN FÜR DIE SELBSTBEHANDLUNG

Beachten Sie bitte auf dem Beipackzettel die Warnhinweise.

Stoffklasse	Medikamentenbeispiele®	Dosierungsbeispiele
Diclofenac	Diclofenac-ratiopharm, Diclophlogont Gel, Voltaren, Rewodina	3- bis 4-mal tgl. dünn auftragen und leicht einmassieren
Etofenamat	Rheumon, Rheuma-Gel-ratiopharm	3- bis 4-mal tgl. großflächig einen 5–10 cm langen Strang auftragen
Hydroxyethyl-salicylat	Dolo-Rubriment H Creme, Kytta, Mobilat-Gel, Phlogont Gel, Vertebralon, Rheubalmin	2- bis 3-mal tgl. dünn auftragen und leicht einmassieren
Ibuprofen	Ibutop, Trauma-Dolgit	3-mal tgl. einen 4–10 cm langen Strang auftragen
Methylsalicy-lat	Hewedolor	3- bis 4-mal tgl. die schmerzende Stelle dünn einreiben
Piroxicam	Felden, PirorheumA Gel, Piroflex Gel	3- bis 4-mal tgl. eine haselnussgroße Menge auftragen und einmassieren

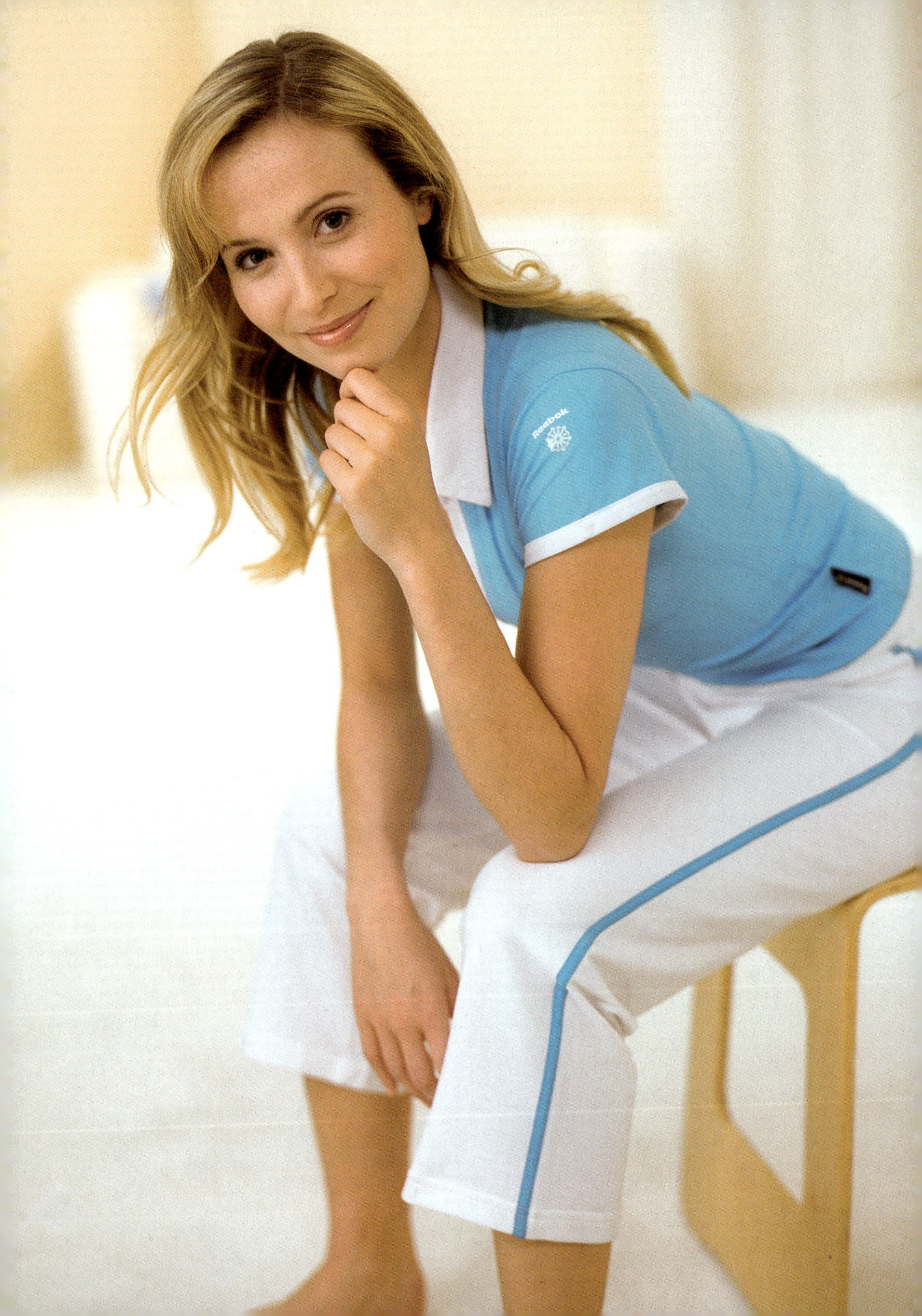
Reebok

Schmerz-lösende Bewegungen

Wie Sie Rückenschmerzen mit Heilmitteln behandeln und was Sie für Ihre Psyche tun können, haben Sie in Step 1 und 2 kennen gelernt. Nun kommt der 3. Schritt: Werden Sie aktiv, tun Sie etwas für Ihre Wirbelsäule mit sanften Bewegungen. Entspannen Sie Ihre Rückenmuskulatur mit einfachen heil-eurythmischen Übungen.

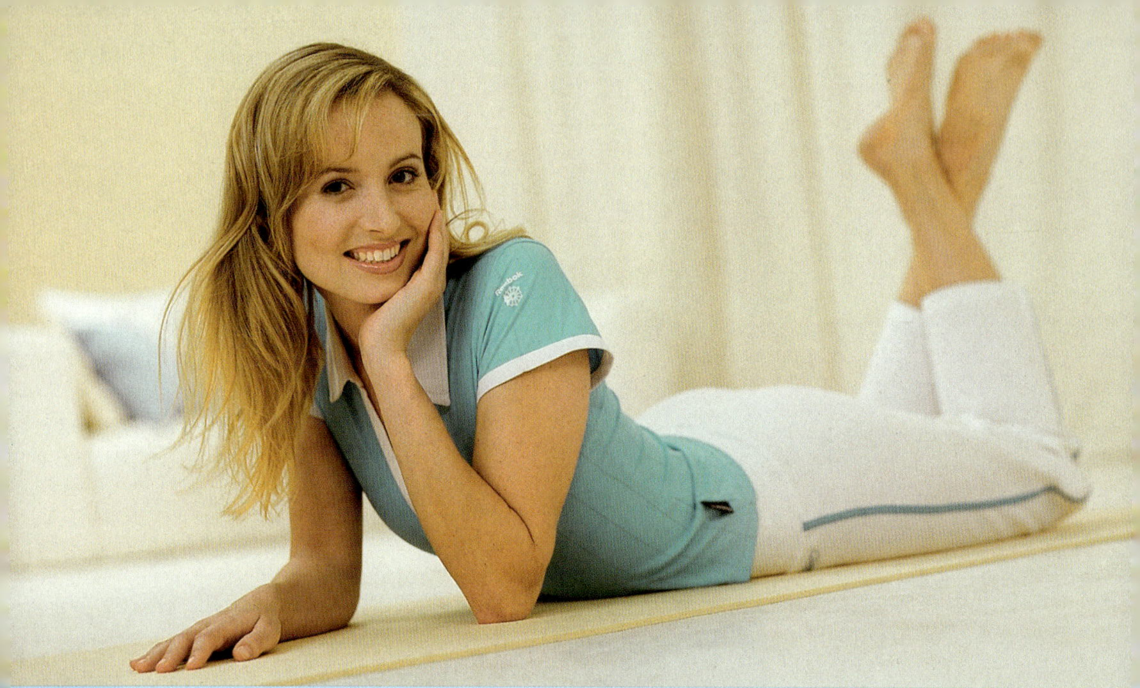

Bewegung beeinflusst Ihre Gefühlswelt

Das Wort Fitness hat für viele einen negativen Beigeschmack.
Da es im Zusammenhang mit Rückenschmerzen aber nicht darum geht, einen schönen, vorzeigbaren trainierten Körper zu haben, sondern um den Aspekt der Bewegung, sollten wir besser von Bewegungstraining sprechen.
Unser Körper ist ganz eindeutig auf ein Minimum an Bewegung angewiesen. Doch die meisten Menschen erfüllen nicht einmal das. Reicht die Bewegung aber nicht aus, so wirkt sich das auf die Knochen und Muskulatur aus. Sie werden schlechter, Stoffwechselprozesse funktionieren nicht mehr optimal.
Allein diese Befunde sind für Rückenschmerzpatienten fatal. Ein Abbau an Muskelkraft und Koordinationsvermögen und untrainierte Bindegewebsstrukturen verstärken den Rückenschmerz deutlich. Ein individuelles Bewegungstraining hingegen baut nicht nur die Gewebestrukturen wieder auf, sondern hat auch deutlich positive Auswirkungen auf Ihre Gedanken- und Gefühlswelt.

Step 3: Bleiben Sie mobil!

Ihr Denken und Gedächtnis sowie viele andere geistige Funktionen lassen sich durch eine Bewegungstherapie spürbar verbessern. Ebenso die Stimmung und das allgemeine Wohlergehen.
Bei körperlicher Bewegung werden auch genau jene Regionen des Gehirns sichtbar besser durchblutet, die bei Denkvorgängen aktiv sind. Und körperliche Bewegung »beruhigt« die schmerzverarbeitenden Zentren. Das bringt eine deutliche Reduzierung Ihrer Beschwerden.

Ihr Bewegungsprogramm

Sie wissen inzwischen, wie wichtig Bewegung für Sie ist. Bestimmte Bewegungsabläufe, die ich Ihnen auf den nächsten Seiten vorstelle, sind besonders förderlich, weil sie Ihr System »Rücken« stärken.
Ihr Bewegungsprogramm besteht aus drei Teilen:

- Es beginnt mit einem persönlichen Test. Danach können Sie selbst einschätzen, wie gut Ihre Wirbelsäule funktioniert und ob Bewegungsmangel die Ursache für Ihre Schmerzen ist.
- Ab Seite 98 folgen Übungen, die Ihre Meridiane positiv beeinflussen. Nach der chinesischen Medizin ist der Körper des Menschen von einem System von Energieleitbahnen durchzogen, dem Meridiansystem. Auf den Meridianen fließt die Lebensenergie Qi und erreicht so alle Bereiche des Körpers. Schmerzen werden nach der chinesischen Medizin hervorgerufen, wenn der Energiefluss gestaut oder blockiert ist oder wenn die Lebensenergie Qi gestört ist. Diese Störungen spielen sich im Bereich der Meridiane ab, die sich jeweils auf der rechten und linken Körperhälfte befinden.
- Zum Abschluss stelle ich Ihnen einige heileurythmische Übungen vor, denn sie haben sich zur Schmerzbewältigung besonders bewährt. Die heileurythmischen Übungen gehören zur Anthroposophischen Medizin. Doch dazu mehr auf Seite 110.

Probieren Sie die hier vorgeschlagenen Übungen doch einmal aus und stellen Sie sich dann Ihr individuelles Übungsprogramm zusammen. Viel Erfolg!

BEWEGUNG – DIE BESTE THERAPIE

INFO

Bewegung stärkt Ihr Immunsystem und stabilisiert die Schmerzschwellen. Deshalb ist körperliche Aktivität eine der besten Therapien gegen Rückenschmerzen – und gleichzeitig eine super Prophylaxe.

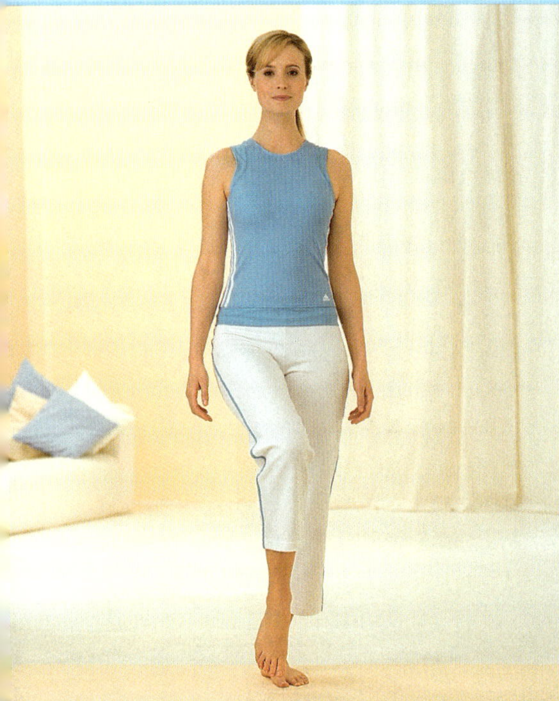

1 Gerade: 3 Punkte

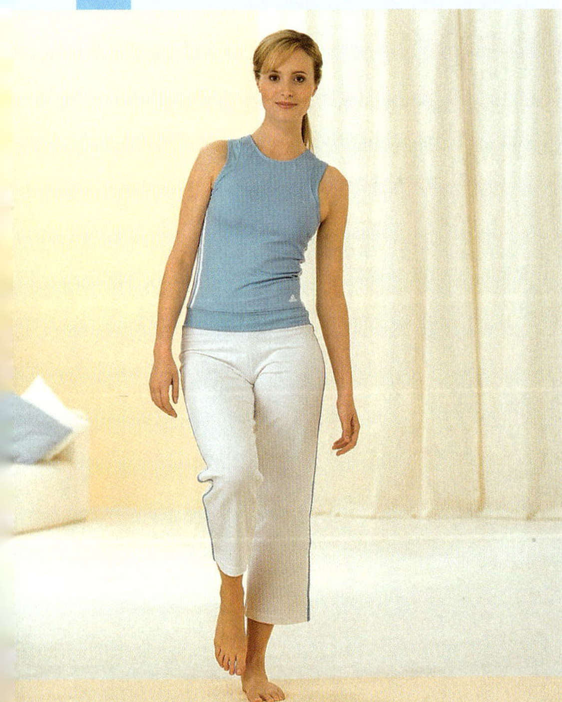

2 Seitneigung: 1 Punkt

Ist Ihre Wirbelsäulen-muskulatur in Schuss?

Die Wirbelsäule des Menschen hat eine zentrale Aufgabe: Sie hält den Körper aufrecht und stabilisiert das Becken. Doch kann Ihre Wirbelsäule dieser Aufgabe optimal gerecht werden? Wie gut ist sie in Schuss? Die folgenden fünf Übungen zeigen Ihnen, wie kräftig und leistungsfähig Ihre Muskulatur ist.

Muskeltest 1 für die Becken-Lenden-Region

- Stellen Sie sich vor einen Spiegel und heben Sie ein Bein etwa hüfthoch an.
- Sind Sie in der Lage, Ihren Oberkörper gerade zu halten? 1
- Wenn Sie den Oberkörper leicht zur Seite neigen müssen, so haben Sie eine Schwerpunktverlagerung vorgenommen und dadurch Ihrer zu schwachen Beckenmuskulatur geholfen. 2
- Wenn auch noch Ihr Becken auf der Seite des gebeugten Beins leicht absinkt, dann ist Ihre Beckenmuskulatur noch schwächer.

Punktwertung

Ihr Oberkörper bleibt gerade in einer Linie **= 3 Punkte**

Sie müssen sich zur Seite neigen **= 1 Punkt**

Ihr Becken sinkt zusätzlich ab **= 0 Punkte**

Muskeltest 2 für die Becken-Lenden-Region

- Sie liegen auf dem Bauch, die Arme befinden sich parallel zum Körper.
- Heben Sie jetzt zuerst das linke gestreckte Bein und anschließend das rechte gestreckte Bein an. 3

Beim Anheben achten Sie darauf, ob sich Ihre Schulterregion anspannt und ob sich Ihre Schulter in den Boden drückt. Wenn Sie Ihr Bein allein mithilfe Ihrer Becken-Lenden-Muskulatur anspannen können, haben Sie eine gute Gesäß- und Rückenmuskulatur.

Punktwertung

Sie können ein Bein anheben, ohne die Schulterregion anspannen zu müssen **= 3 Punkte**

Sie haben das Gefühl, dass sich die Schulter leicht mit anspannt **= 2 Punkte**

Sie spüren deutlich die Schulteranspannung und Abstützung des Oberkörpers **= 0 Punkte**

Muskeltest 3 für die Bauchmuskulatur

Sie liegen flach auf dem Rücken, die Beine sind angewinkelt, die Arme vor der Brust verschränkt.

- Heben Sie langsam den Kopf und führen Sie das Kinn in Richtung Brustbein, sodass die Halswirbelsäule Segment für Segment gebeugt wird.
- Setzen Sie die Bewegung von der Halswirbelsäule weiter über die Brustwirbelsäule fort, bis Sie sitzen. 4

Wichtig: Führen Sie die Übung langsam und gleichmäßig aus. Vermeiden Sie schwungvolle Bewegungen.

Punktwertung

Sie können sich ohne Probleme und ohne Schwung mithilfe der Bauchmuskulatur aufrichten **= 3 Punkte**

Sie schaffen es nur mit Schwung, in den Sitz zu gelangen **= 1 Punkt**

Sie können sich gar nicht oder nur mit erheblicher Mühe aufsetzen **= 0 Punkte**

3 Gut: 3 Punkte

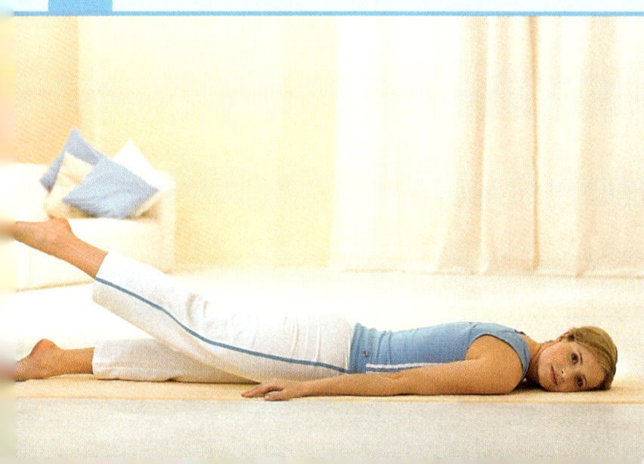

4 Ohne Schwung: 3 Punkte

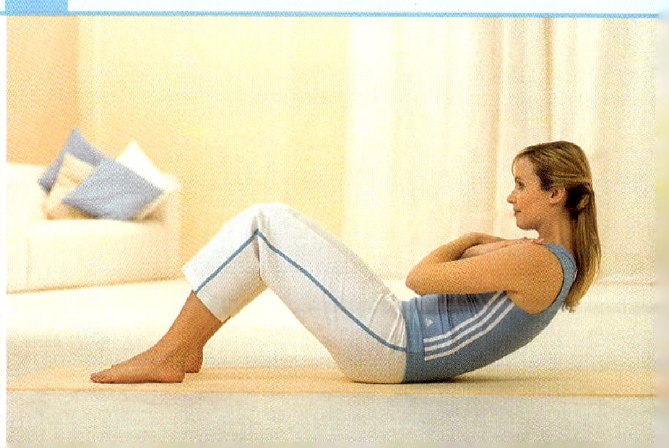

Muskeltest 4 für die Rückenmuskulatur

- Legen Sie sich mit dem Bauch so auf einen Tisch, dass die Tischkante mit der Leistenbeuge abschließt. Mit den Händen halten Sie sich seitlich am Tisch fest. Die Oberschenkel hängen frei nach unten, die Knie sind angewinkelt. 1
- Heben Sie nun mit gebeugten Beinen das Becken und strecken Sie dann die Beine, damit der gesamte Körper in die Waagerechte kommt. 2

Wenn Sie das schaffen, verfügen Sie über eine gute Lendenwirbelsäulen- und Gesäßmuskulatur.
Ist Ihnen der Tisch zu hart, können Sie auch zur Polsterung eine Decke oder ein Handtuch unterlegen.

Punktwertung

Sie können Ihre Beine ohne Probleme in die horizontale Lage bringen = **3 Punkte**
Sie schaffen es nur mit Mühe, die Waagerechte einzunehmen, und können nicht lange so verweilen = **2 Punkte**
Es ist Ihnen nicht möglich, Ihr Becken und Ihre Beine anzuheben = **0 Punkte**

Muskeltest 5 für das Gleichgewicht

- Stellen Sie sich vor einen Spiegel, die Arme sind etwa im 45°-Winkel gespreizt. Heben Sie nun das rechte Bein leicht an und versuchen Sie, sich gut auszubalancieren. 3
- Führen Sie die Übung dann mit dem linken Bein durch.

1 Ausgangsposition

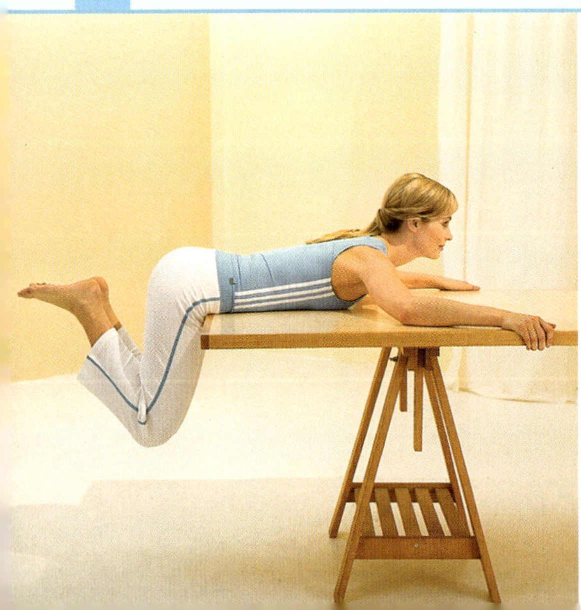

2 Horizontale Lage: 3 Punkte

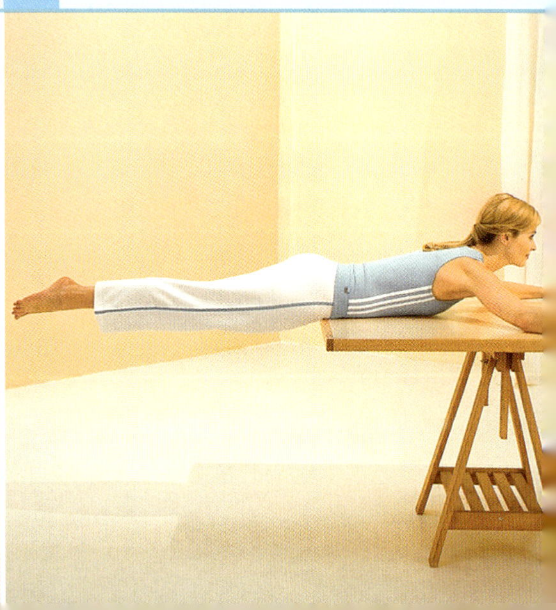

Können Sie die Balance halten, so ist dies ein indirektes Zeichen für die Stabilität Ihrer Rückenmuskulatur. Reflexmechanismen der Fußgelenke sind wichtig für die Steuerung der Rückenmuskulatur.

Punktwertung

Sie können sicher auf einem Fuß ohne Ausweichbewegungen des Oberkörpers 15 Sekunden lang die Balance halten
= 3 Punkte
Sie können sich einigermaßen ausbalancieren, allerdings nur über einige Sekunden **= 2 Punkte**
Sie können nicht auf einem Bein stehen, sondern verlieren sofort Ihr Gleichgewicht
= 0 Punkte

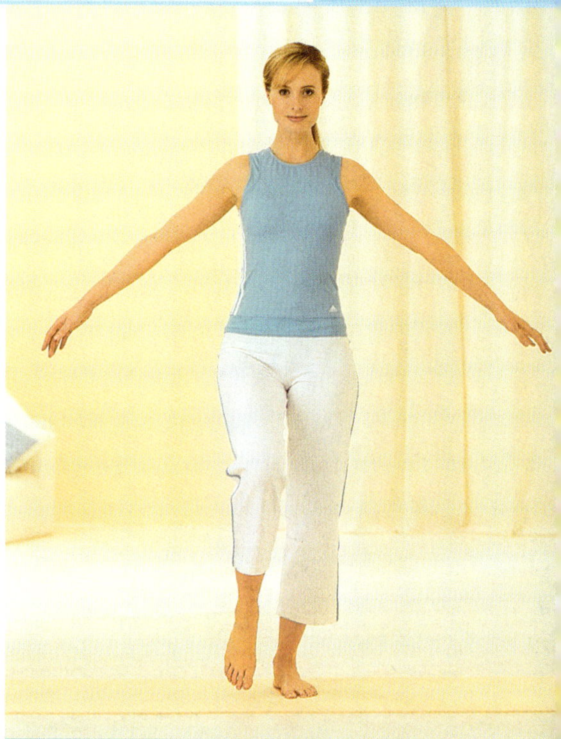

3 Balance halten: 3 Punkte

Auswertung der Muskeltests

Zählen Sie nun die Punkte bei den einzelnen Übungen zusammen.

- **15 Punkte:** Herzlichen Glückwunsch! Ihre Becken-Lenden-Muskulatur scheint in einem ausgezeichneten Zustand zu sein. Sie ist vermutlich nicht die Ursache für Ihre Rückenschmerzen.
- **8 bis 14 Punkte:** Ihre Muskulatur ist zwar nicht schlecht, aber auf jeden Fall verbesserungswürdig. Um eine gute, stützende Muskulatur aufzubauen, sollten Sie ein Muskeltraining beginnen. Dazu können Sie die Testübungen durchführen.
- **Weniger als 8 Punkte:** Das sieht nicht so gut aus, Ihre Muskulatur ist eher schwach. Dies ist vermutlich mit eine Ursache für Ihre derzeitigen Rückenschmerzen. Haben Sie momentan keine Rückenschmerzen, können die schwachen Muskeln dazu beitragen, Rückenschmerzen zu entwickeln, da Ihr Rücken keine muskulären Gegenkräfte aufbringen kann. Beginnen Sie ein Muskelaufbauprogramm, das die Bauch- und Rückenmuskulatur stärkt, wie die Testübungen oder ein gezieltes Krafttraining, aber auch Tai-Chi oder die Meridianübungen eignen sich.

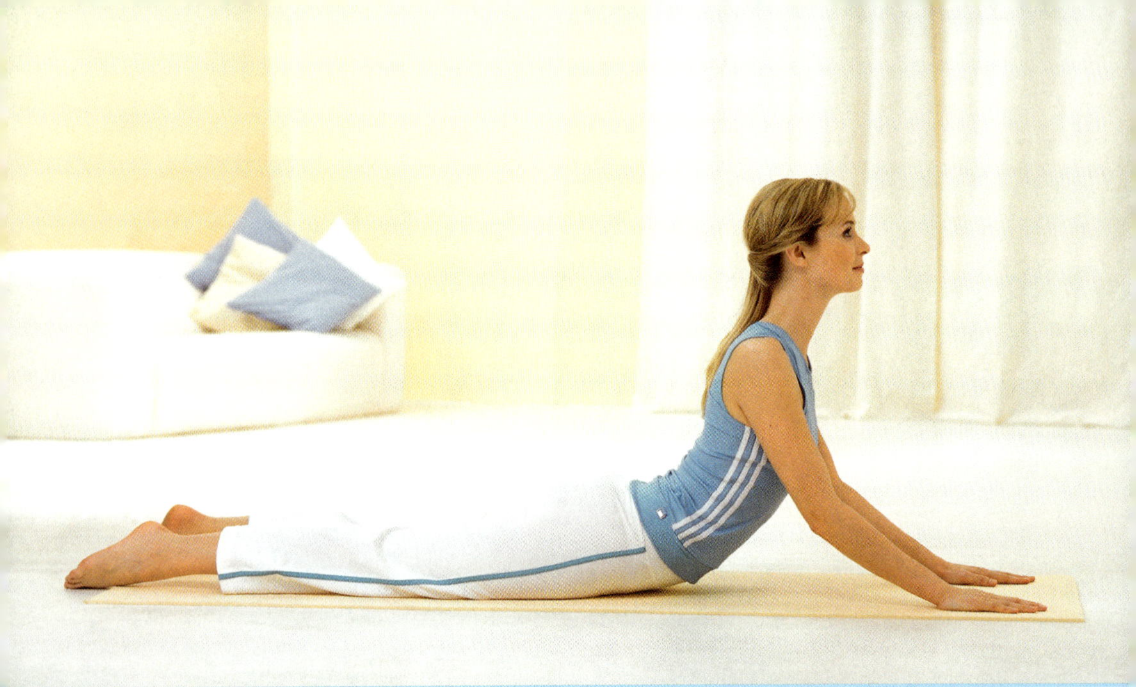

Frische Energie für Ihre Meridiane

Die folgenden Übungen haben entweder eine positive Wirkung auf Ihren Rücken oder auf andere Körperzonen, die mit dem Rücken in Verbindung stehen. Wie Sie auf Seite 30 erfahren haben, hängen ja fast alle Organe im Bauchraum mit der Wirbelsäule zusammen.

Nach Auffassung der chinesischen Medizin ist Schmerz die Folge des gestörten Energieflusses in den Meridianen. Bei den Übungen konzentrieren Sie sich jeweils auf einen einzelnen Meridian (siehe Seite 93). Durch den dehnenden oder anspannenden Effekt kommt es zu einer Aktivierung dieses Meridians. Die Folge ist eine Energiezufuhr. Das spricht Muskulatur und Sehnenstrukturen an, verringert Ihre Schmerzen und macht Sie widerstandsfähiger gegenüber möglichen Schmerzeinflüssen. Spannungen und Energieblockaden lösen sich. Gleichzeitig bewegen, dehnen und kräftigen Sie dadurch wichtige Strukturen der Wirbelsäule wie Muskulatur, Bänder und Gelenke.

Alles also hochwillkommene Ergebnisse. Worauf warten Sie noch?!

Schmerzende Strukturen umgehen

Wenn Sie Ihre volle Aufmerksamkeit auf eine bestimmte problematische Stelle an Ihrem Rücken lenken, springt sogleich Ihr Schmerzsystem (siehe Seite 58) an. Die Folge: Bevor Sie überhaupt eine Bewegung durchführen, wird bereits als Alarmreaktion Schmerz ausgelöst. Ein gutes Beispiel für die Kraft des Geistes! Durch die Konzentration auf einen einzelnen Meridianverlauf sind Sie in der Lage, Ihr Schmerzsystem auszutricksen. Sie können dadurch normale Bewegungen, die zuvor mit Schmerzen verbunden waren, wieder neu erlernen.

Und wenn es doch schmerzt?

Dann waren die Bewegungen zu heftig. Nehmen Sie die Intensität etwas zurück, bis Sie eine Position erreicht haben, in der Ihnen die Bewegung schmerzfrei gelingt. Stellen Sie sich vor, Ihre Schmerzen sind zwei bewegliche Wände (Schmerzwände), zwischen denen Sie sich befinden und die unausweichlich auf Sie zukommen. Wenn Sie passiv bleiben, ist eine Kollision unvermeidlich. 1 Durch eine gleichmäßige Bewegung können Sie die Schmerzwände wieder von sich wegdrücken. 2 Je weiter die Wände sich entfernen, umso größer sind die Bewegungen, die Sie schmerzfrei ausführen können.

1 Kollision

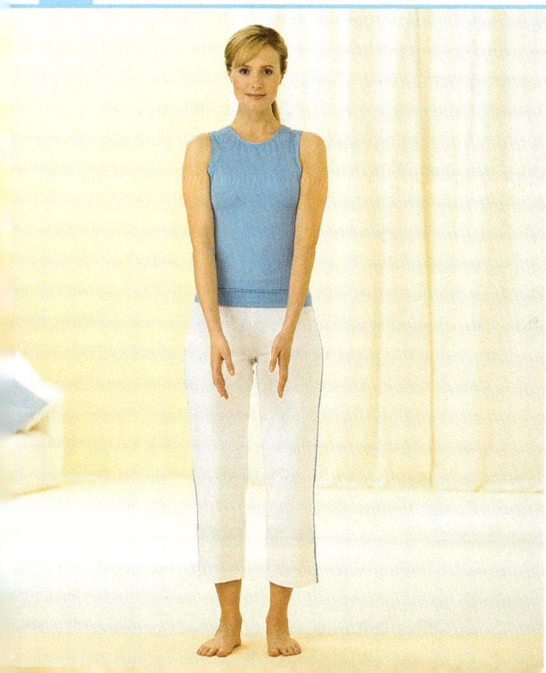

2 Den Schmerz wegdrücken

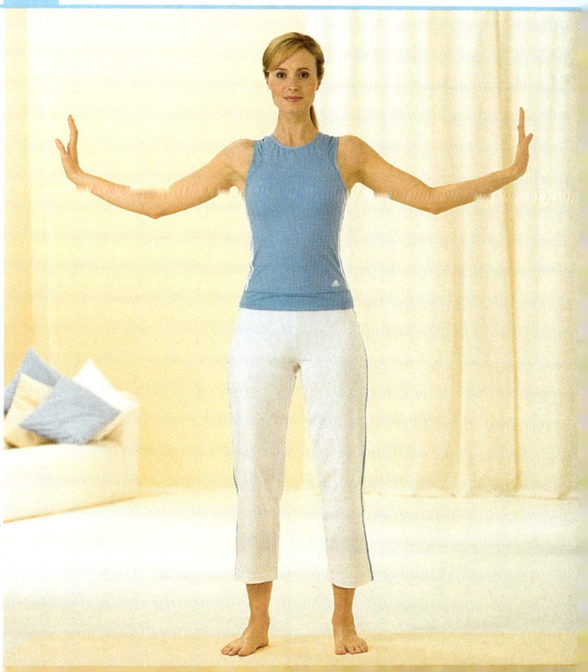

Leichte Meridian-übungen

Wenn nichts anderes angegeben ist, können Sie alle Übungen bis zu 2-mal täglich durchführen. Dauer einer Übung: ca. 1 Minute, jede Übung sollten Sie mit kurzen Pausen 3- bis 5-mal wiederholen.

Übung 1: Energie für das Konzeptionsgefäß

Diese Übung dehnt und spannt das Konzeptionsgefäß. Es verläuft genau auf der Mitte des Vorderkörpers von der Unterlippe bis zum Schambein. Das Konzeptionsgefäß sorgt für eine Harmonisierung der Organe im Bauchraum und ihrer Beziehungen zum Rücken.

- Stellen Sie sich aufrecht hin, legen Sie Ihre Hände auf die Oberschenkelrückseite (oder einfach so weit, wie Sie kommen), um sich abzustützen.
- Dann überstrecken Sie Ihre Halswirbelsäule in einer runden Bewegung in den Nacken. Machen Sie langsame, behutsame Bewegungen. Sie sollten spüren, wie Sie Wirbelkörper für Wirbelkörper in die Rückstreckung bringen, und sollten gleichzeitig die beginnende Dehnung an der Halsvorderseite fühlen.
- Bewegen Sie sich dann weiter nach hinten, bis die Dehnung den Bereich der Brustwirbelsäule erreicht. 1

Auch hier sollten Sie sich Segment für Segment nach hinten strecken. Behalten Sie stets Ihre Körperkontrolle und konzentrieren Sie sich auf sehr kleine Bewegungen – die entfalten nämlich gerade die dehnende und spannende Wirkung.

- Führen Sie die Bewegung ohne Unterbrechung in der gleichen Weise weiter, bis die Dehnung das Ende der Lendenwirbelsäule erreicht hat.

Bitte beachten Sie: Nicht Power und Radius der Bewegung sind entscheidend. Vielmehr geht es darum, dass Sie jeden einzelnen Wirbelkörper nacheinander be-

1 Das Konzeptionsgefäß dehnen

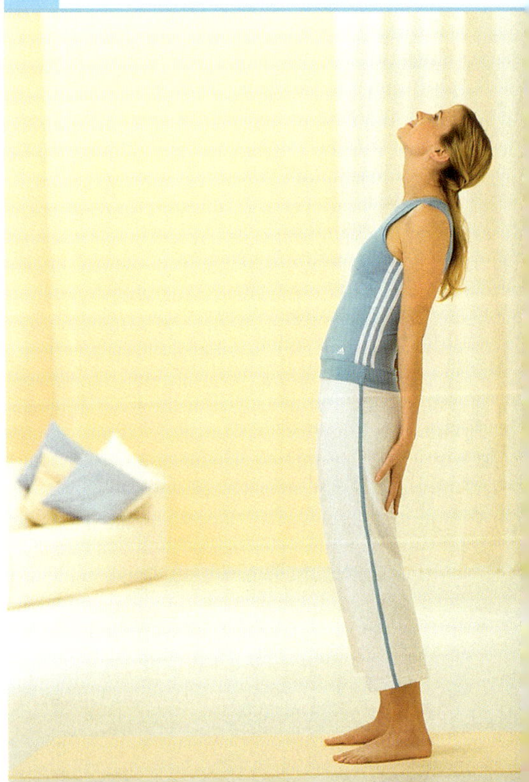

wegen und im Bauchbereich eine von oben nach unten gehende leichte Dehnung verspüren.

Übung 2: Energie für das Lenkergefäß

Diese Übung ist das Gegenstück zur vorherigen Übung. Diesmal geht es um die Mobilisierung der Wirbelkörper nach vorn. Dabei wird das Lenkergefäß gedehnt und mit frischer Energie versorgt. Es führt genau auf der Mitte der Körperrückseite an der Oberlippe beginnend, auf der Scheitellinie über den Kopf und entlang der Wirbelsäule bis zum Steißbein. Das Lenkergefäß hat eine Art »regierende« und kontrollierende Wirkung auf alle Vorgänge im Körper und dadurch auch auf alle Strukturen der Wirbelsäule.

2 Das Lenkergefäß dehnen

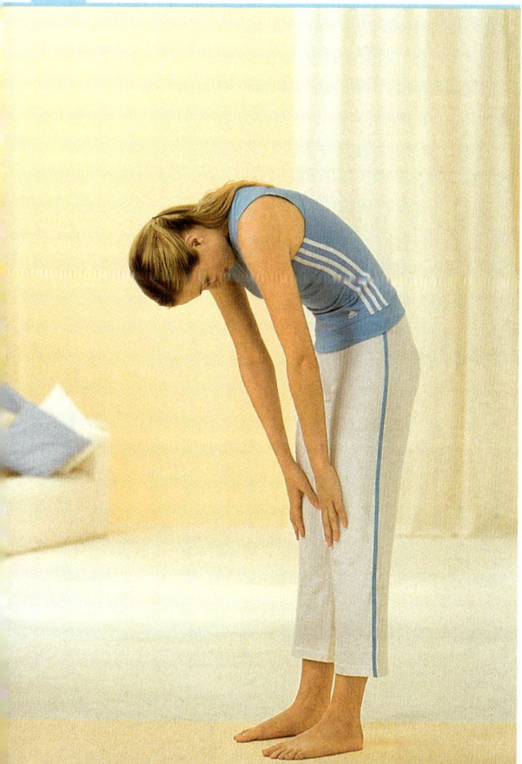

- Stellen Sie sich aufrecht hin. Stützen Sie Ihre Hände auf der Vorderseite der Oberschenkel (oder einfach so weit, wie Sie kommen) auf.
- Bewegen Sie nun Ihren Kopf langsam in Richtung Brustbein. Dabei sollten Sie eine leichte Spannung im Nackenbereich spüren. Versuchen Sie wieder, beim Vorbeugen jeden einzelnen Wirbelkörper nacheinander zu fühlen.
- Beugen Sie nun Ihre Brustwirbelsäule nach vorn. 2 Achten Sie wiederum auf die leichte Spannung im Rückenbereich und auf die Bewegung der Wirbelkörper. Die Wirbel sollten Sie bei der Bewegung nach vorn nacheinander einzeln spüren.
- Führen Sie die Bewegung langsam und aufmerksam weiter, bis Sie das Ende der Lendenwirbelsäule erreichen. Achten Sie darauf, dass Sie Ihren Oberkörper nicht zu weit nach vorn beugen, sonst verlieren Sie das Gleichgewicht. Die Beine sollten immer senkrecht stehen, und die Beugung sollte im oberen Bereich der Wirbelsäule passieren ohne eine Beugung im Beckenbereich.

Übung 3: Energie für den Nierenmeridian

Der Nierenmeridian beginnt unterhalb des Schlüsselbeins, verläuft rechts und links parallel zur Mittellinie des Vorderkörpers und dann weiter auf den Innenseiten der Beine zum Innenknöchel. Dort beschreibt er einen Kreis um den Knöchel und zieht sich auf die Fußsohle. Er endet in der Mitte der Fußsohle.
Die Niere ist Sitz der Lebensenergie Qi. Sie ist wichtig für das Gleichgewicht zwischen Yin und Yang (Grundkategorien der chinesischen Kosmologie), sorgt für gesunde Knochen und Gelenke auch der Wirbelsäule sowie ein gesundes Seelenleben. Eine Schwäche der Niere kann Ängste und Depressionen hervorrufen.

- Sie liegen auf dem Rücken. Die Arme liegen im 90°-Winkel seitlich neben dem Körper, die gestreckten Beine sind leicht gespreizt.
- Heben Sie das rechte Bein möglichst gestreckt an, im Idealfall bis über Ihre Hüfte. Anschließend senken Sie Ihr Bein zur linken Seite ab. Dabei drehen Sie Ihr Becken, der Oberkörper bleibt liegen. **1** Auf diese Weise dehnen Sie den Nierenmeridian.
- Danach führen Sie die Übung mit dem anderen Bein durch.

Leichtere Variante

- Sie liegen auf dem Rücken. Ziehen Sie Ihre Knie an, die Füße stehen auf dem Boden.
- Dann senken Sie beide Knie zuerst zur rechten Seite auf den Boden, anschließend zur linken Seite. **2**

Bei beiden Varianten spüren Sie möglicherweise eine Spannung im Schulterbereich, sodass Sie den Arm, der Ihrem abgesenkten Bein gegenüberliegt, leicht vom Boden abheben müssen. Dies ist ein Zeichen, dass Ihre Muskeln die Dehnung dringend nötig haben.

1 Den Nierenmeridian dehnen

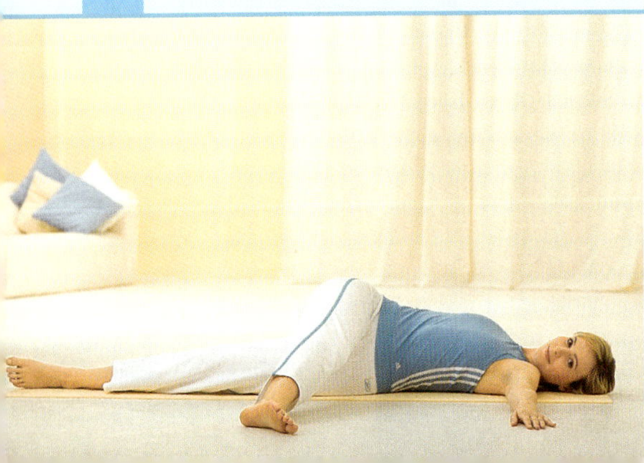

2 Variante der Nierenmeridianübung

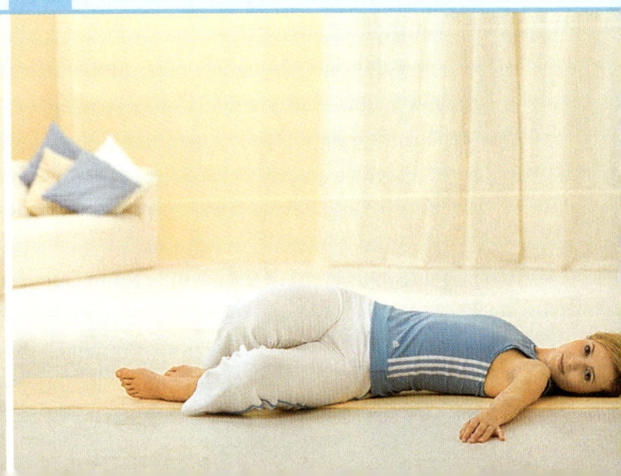

Übung 4: Energie für den Gallenblasenmeridian

Durch diese Seitneigeübung dehnen Sie Ihren Gallenblasenmeridian. Er verläuft jeweils rechts und links an der Körperaußenseite. Der Meridian beginnt am äußeren Augenwinkel. Dann verläuft er zum Ohr, um das Ohr herum und in zwei Kurven über den Kopf auf die Halsseite. Von dort zieht er sich von der Schulter in zwei Zacken bis zum Becken und weiter an der Beinaußenseite zum Außenknöchel. Er endet am kleinen Zeh.
Der Gallenblasenmeridian hat die »Energie des Willens« und kann die Muskulatur kontrollieren. Eine Störung des Gallenblasenmeridians führt zu Krämpfen, Kontraktionen von Muskeln und Sehnen sowie Hüftschmerzen. Ausdruck der Störung sind hochgezogene Schultern; auf der Ebene des Gefühls entsprechen dem Wut und Jähzorn.

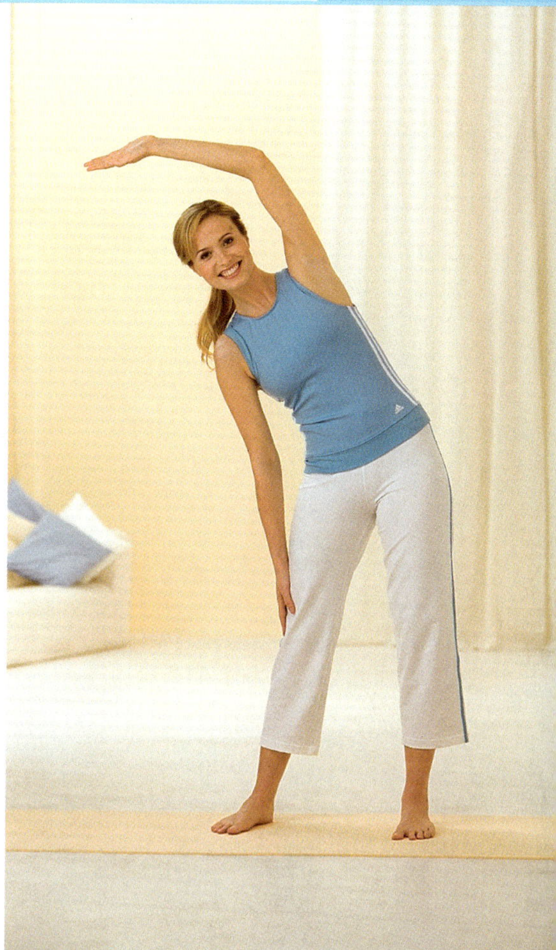

3 Den Gallenblasenmeridian dehnen

- Stellen Sie sich aufrecht hin, die Beine sind leicht gespreizt.
- Strecken Sie nun den linken Arm nach oben, dann führen Sie ihn nach rechts über Ihren Kopf. Gleichzeitig neigen Sie sich dabei nach rechts. Ihr Becken schiebt sich dabei etwas nach links, damit Sie Ihr Gleichgewicht halten können. Mit Ihrer rechten Hand stützen Sie sich währenddessen seitlich auf dem linken Oberschenkel ab. 3

  Durch die Seitneige spüren Sie Ihre Muskeln auf der Körperaußenseite und der Armaußenseite.
- Dann wechseln Sie die Seite.

Bitte beachten: Bei der Seitneige dürfen Sie mit dem Oberkörper nicht nach vorn oder hinten kippen, um keine Verspannungen im Rücken zu provozieren.

Übung 5: Energie für den Milzmeridian

Der Milzmeridian verläuft außen rechts und links an der Vorderseite des Rumpfes und zieht dann über die Leiste an der Innenseite des Beins bis zum Fuß.
Die Milz stellt die Lebensenergie Qi bereit. Qi dient der Stabilisierung der Gewebe, auch der des Rückens.

- Sie liegen auf dem Rücken, beide Beine sind angewinkelt, die Füße haben festen Kontakt zum Boden. Ihre Arme liegen seitlich neben dem Körper, die Handflächen flach auf dem Boden.
- Heben Sie nun das Becken an und überstrecken Sie leicht Ihre Wirbelsäule, bis Ihr Körper eine gerade Linie von den Oberschenkeln über den Bauch bis zum Oberkörper bildet. 1 Auf der Bauchseite sollten Sie dabei eine leichte Dehnung spüren.
- Spannen Sie nun Ihre Ober- und Unterschenkelmuskeln an und drücken Sie Ihre Beine nach innen, ohne dass sich die Beine dabei aber berühren.

Bitte beachten Sie: Stützen Sie sich während der Übung nicht mit den Armen ab, da sonst der Milzmeridian nicht ausreichend gedehnt wird. Führen Sie die Bewegung aus dem Becken heraus aus.

1 Den Milzmeridian dehnen

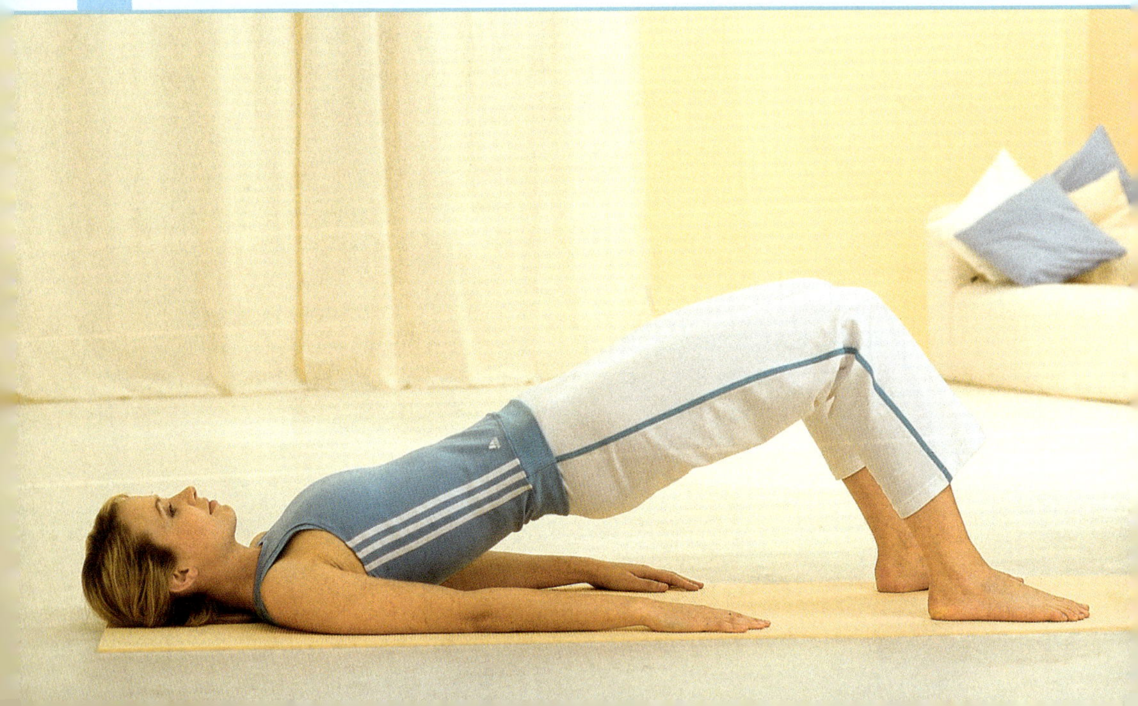

Übung 6: Energie für den Dreifachen Erwärmer

Der Dreifache Erwärmer beginnt am äußeren Augenwinkel. Er verläuft zur Vorderkante des Ohrs, umrundet das Ohr und zieht sich über die hintere Schulter an der Außenseite des Armes entlang bis zum Handrücken. Er endet an der Spitze des Ringfingers.
Der Dreifache Erwärmer wird als verbindende Wasserstraße definiert und sorgt für die Energieproduktion und Energieverteilung im ganzen Körper. Eine Störung des Meridians wirkt sich unter anderem in Spannungen und Krämpfen im Leitbahnverlauf wie Nackenschmerzen, in Ohrenschmerzen, Schwerhörigkeit bis Taubheit, Störungen der Motorik, Sensibilitätsstörungen sowie in gereizter Haut im Meridianverlauf aus.

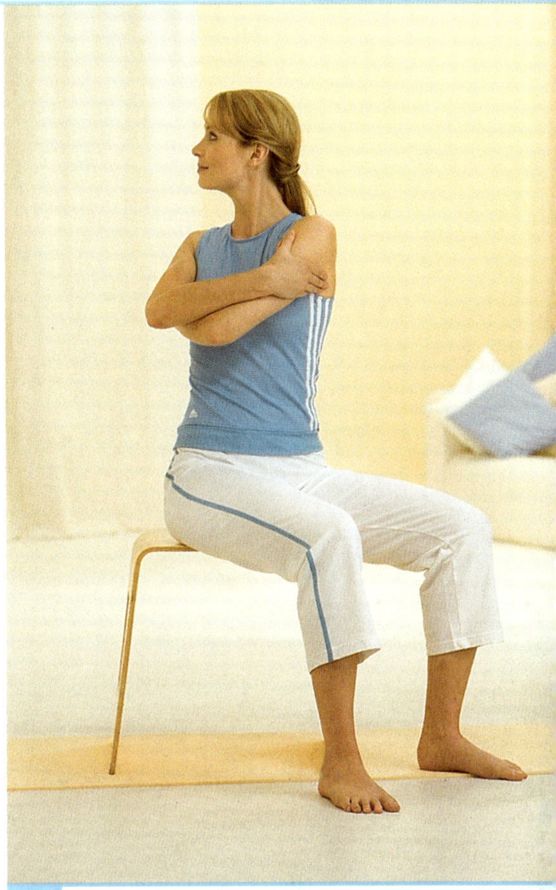
2 Den Dreifachen Erwärmer dehnen

- Setzen Sie sich mit geradem Rücken auf einen Stuhl oder Hocker, die Beine stehen rechtwinklig gebeugt und sind im 20°-Winkel gespreizt. Überkreuzen Sie die Arme vor der Brust.
- Sie beginnen mit einer Rechtsdrehung des Körpers. Dazu umgreifen Sie mit der rechten Hand den linken Oberarm. Drehen Sie dann den Oberkörper nach rechts und verstärken Sie die Drehung durch einen Zug der rechten Hand am linken Oberarm. Der Kopf geht mit der Drehung mit. 2
- Wenn Sie das Gefühl haben, nicht mehr weiter zu kommen, gehen Sie mit der Bewegung etwas zurück, atmen Sie tief ein, dann aus und drehen Sie den Oberkörper wieder nach rechts, doch nun noch ein Stück weiter nach rechts.
- Sie können die Atemübung noch 2-mal wiederholen.
- Dann die Übung gleichermaßen nach der linken Seite ausführen.

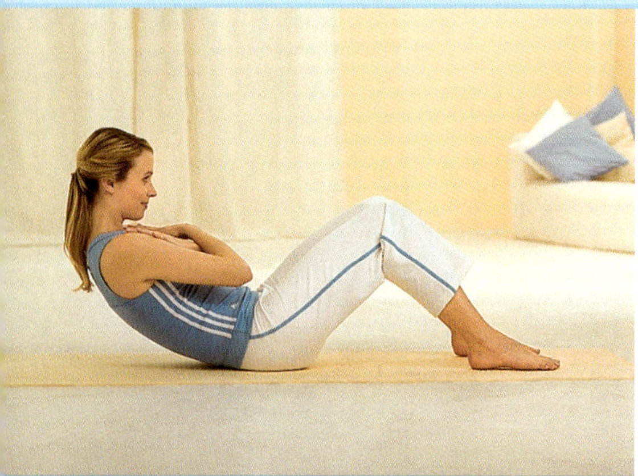

1 Den oberen Blasenmeridian dehnen

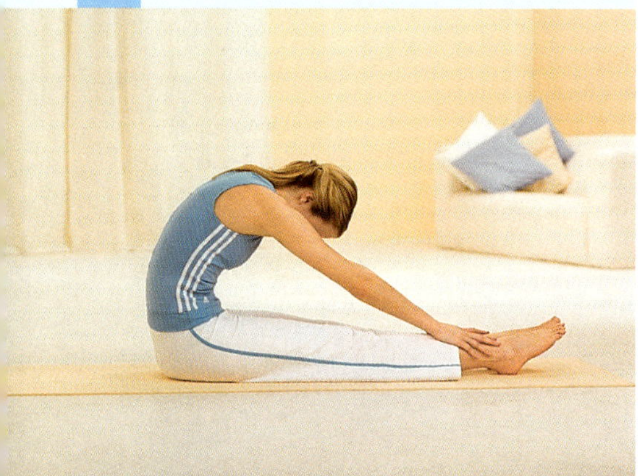

2 Den unteren Blasenmeridian dehnen

Übung 7: Energie für den Blasenmeridian

Der Blasenmeridian beginnt am Innenrand des Auges, zieht über den Kopf auf den Rücken und in mehreren Ästen über den Rücken bis zu den Füßen. Er ist aufgrund des Verlaufs einer der wichtigsten Meridiane für die Rückenschmerztherapie. Eine Störung löst Wirbelsäulenschmerzen aus.

Für den oberen Blasenmeridian

- Sie liegen auf dem Rücken, die Beine sind angewinkelt, die Füße stehen auf dem Boden. Die Arme überkreuzen Sie auf der Brust.
- Nun rollen Sie Ihre Wirbelsäule langsam auf, indem Sie zunächst den Kopf Richtung Brust führen und dann die Bewegung auf die Brustwirbelsäule übergehen lassen. 1
- Halten Sie die angehobene Stellung für ca. 3 Sekunden, dann rollen Sie wieder segmentweise auf den Boden zurück, bis Sie liegen.
- Führen Sie die Übung mindestens 5-mal durch und steigern Sie nach und nach die Anzahl.

Bitte beachten Sie: Der Blasenmeridian verläuft rechts und links neben der Wirbelsäule. Es ist deshalb wichtig, den Oberkörper langsam Wirbelkörper für Wirbelkörper aufzurichten. Es genügt, wenn Sie den Schulter-Brust-Bereich abheben, das Becken und die Lendenwirbelsäule bleiben auf dem Boden liegen.
Als Nebeneffekt wird natürlich besonders stark die Bauchmuskulatur beansprucht.

Für den unteren Blasenmeridian

- Anschließend setzen Sie sich in den Langsitz. Die Beine sind gestreckt, Sie sitzen aufrecht.
- Nun machen Sie Ihren Rücken rund, indem Sie sich nach vorn beugen und die Hände Richtung Füße strecken. 2

Es kommt nicht darauf an, wie weit Sie kommen, sondern dass Sie einen leichten Zug auf der Rückseite der Beine entlang des Blasenmeridians verspüren.

Übung 8: Energie für den Dünndarm- und Magenmeridian

Der Dünndarmmeridian beginnt am kleinen Finger und verläuft auf der Außenseite des Arms über die hintere Schulter zum Auge und Ohr.
Der Magenmeridian beginnt im Schläfenbereich, zieht auf der Körpervorderseite (ungefähr auf einer Linie über die Brustwarzen) nach unten Richtung Beine und verläuft über die Beinvorderseite zum Fußrücken.
Durch Dehnung des Dünndarm- und Magenmeridians können Sie den Bauchraum harmonisieren. Da die inneren Organe an der hinteren Rückenwand aufgehängt sind, sind sie oft am Rückenschmerz beteiligt.

- Sie liegen auf dem Bauch, Ihre Hände liegen etwa in Höhe des Gesichts auf dem Boden auf.
- Nun stützen Sie sich auf Ihre Hände und richten sich mit dem Oberkörper auf, sodass Ihre Arme gestreckt sind. Das Becken sollte weiterhin auf dem Boden bleiben. 3

Auf der Außenseite des Arms und im Schulterbereich, wo der Dünndarmmeridian verläuft, sollten Sie nun eine Dehnung verspüren.

- Verharren Sie wenige Sekunden und bringen Sie anschließend Ihr Becken über die Kniegelenke zum Vierfüßlerstand. Ober- und Unterschenkel bilden einen rechten Winkel.
- Dann krabbeln Sie mit Ihren Händen so weit nach vorn, bis sie sich vor Ihrem Kopf und den Schultern befinden. Ihre Arme bilden nun mit dem Oberkörper eine Linie. 4

Bei dieser Übung entsteht eine deutliche Spannung im Brustbereich, wo der Magenmeridian verläuft.

3 Den Dünndarmmeridian dehnen

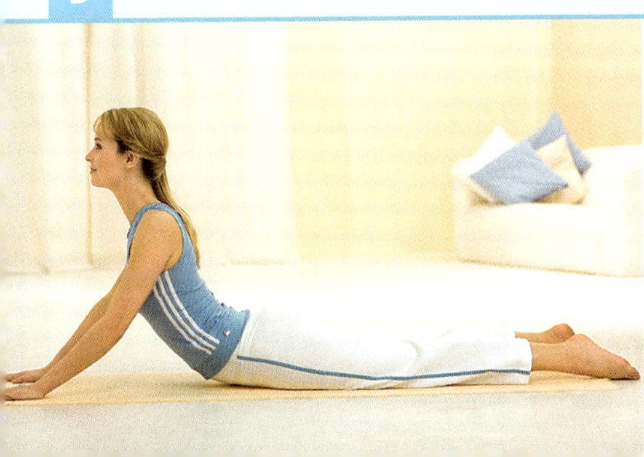

4 Den Magenmeridian dehnen

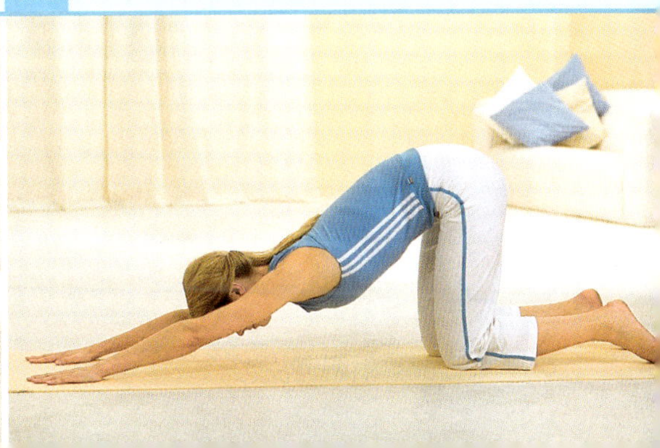

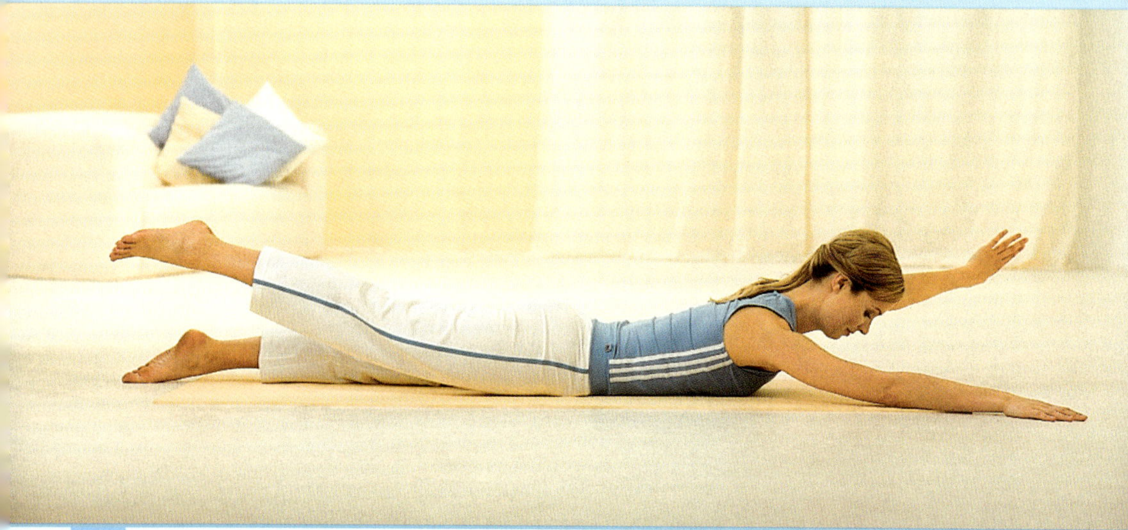

1 Den Leber- und Herzbeutelmeridian dehnen

Übung 9: Energie für den Leber- und Herzbeutelmeridian

Der Herzbeutelmeridian befindet sich auf der Innenseite des Arms, der Lebermeridian beginnt etwa in Höhe der Leber auf der Körpervorderseite, zieht in Richtung Beine und verläuft an der Innenseite der Beine bis zum Fußrücken. Die Leber lässt die Lebensenergie Qi fließen. Stauungen können sich in Muskelanspannungen am Rücken niederschlagen. Der Herzbeutel reguliert vegetative Funktionen wie den Blutkreislauf. Eine Störung löst Ängste und Anspannung am Rücken aus.

- Sie liegen gestreckt auf dem Bauch, Ihre Arme strecken Sie etwas gespreizt nach vorn über den Kopf. Die Handinnenflächen liegen auf dem Boden.
- Dann heben Sie den linken Arm und gleichzeitig das rechte Bein an. 1
- Halten Sie die Spannung 5 Sekunden, dann wechseln Sie die Seite.

Wenn Sie das Bein etwas seitlich abspreizen, verspüren Sie die Dehnung an der Ober- und Innenseite des Oberschenkels sowie auf der Innenseite des Arms, wo jeweils die beiden Meridiane verlaufen.

Übung 10: Energie für den Lungen- und Lebermeridian

Der Lungenmeridian verläuft auf der Innenseite des Arms, der Lebermeridian auf der Innenseite des Beins.
Eine Schwäche im Lungenmeridian kann Ursache für Schulterschmerzen sein und auf der seelischen Ebene gedrückte Stimmung auslösen.

- Stellen Sie sich in Schrittstellung auf, zunächst den linken Fuß voran.
- Machen Sie dann einen schwungvollen Schritt mit dem rechten Fuß nach vorn, sodass Sie auf dem Fußballen landen und sich zumindest kurzfristig im Zehenspitzenstand ausbalancieren.
- Mit der Bewegung führen Sie gleichzeitig beide Arme nach oben seitlich, die Hände sind nach außen gedreht. 2
- Dann spreizen Sie das freie linke Bein leicht vom Körper weg, bis Sie eine Spannung auf der Innenseite des Beins verspüren. Sie dehnen so den Lungen- sowie den Lebermeridian.
- Führen Sie die Bewegung weiter, indem Sie den linken Fuß nach vorn auf den Boden setzen. Gehen Sie leicht in die Knie und beugen Sie nun den Oberkörper, als ob Sie etwas vom Boden aufheben wollten. Führen Sie Ihre Hände in einer entsprechenden Greifbewegung zum Boden. 3
- Nach einer leichten Berührung des Bodens richten Sie sich zum Stand auf.

Beugen und Sichaufrichten sollte in einer harmonischen, kontrolliert ausgeführten eleganten Bewegung ablaufen.
Der Bewegungsablauf der kompletten Übung ist dynamisch und fließend. Sie sollten zeitweise das Gefühl haben, zu schweben oder zu fliegen. Das verleiht Leichtigkeit.

- Anschließend wechseln Sie die Seite.

2 Den Lungenmeridian dehnen

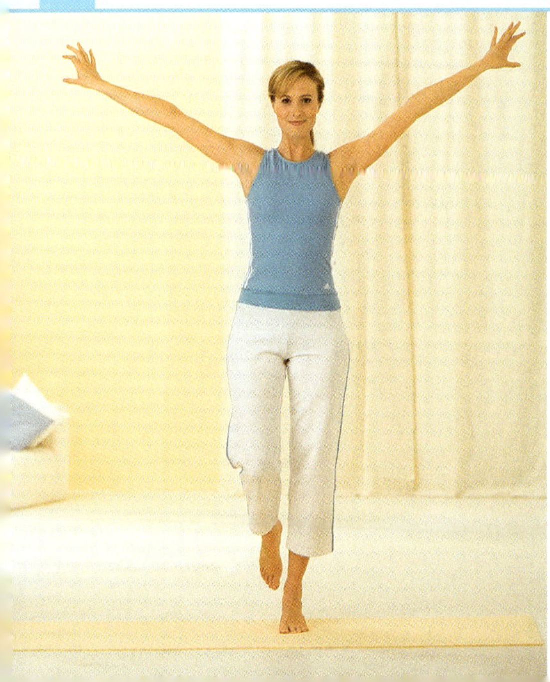

3 Den Lebermeridian dehnen

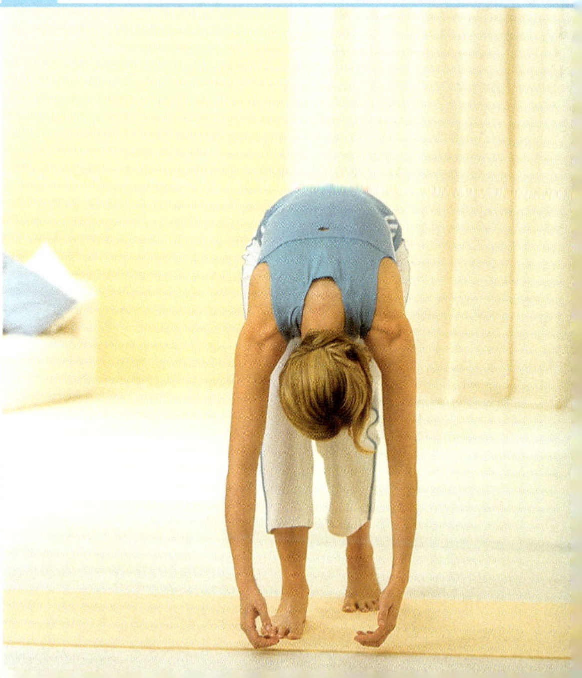

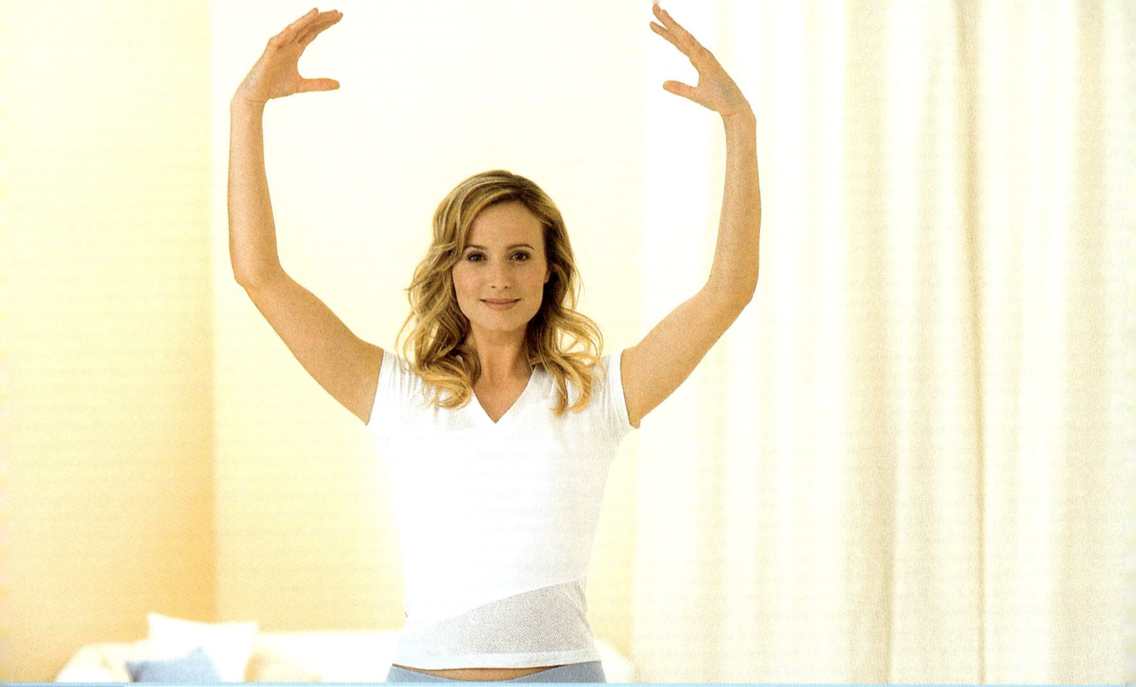

Neue Kraft mit heileurythmischen Übungen

Die Heileurythmie ist eine Bewegungstherapie aus der Anthroposophischen Medizin. Diese medizinische Richtung geht auf den Wissenschaftler, Philosophen und Pädagogen Rudolf Steiner (1861–1925) zurück. Sie orientiert sich am Wesen des Patienten, an seiner Lebensgeschichte, seinem Charakter, seinen sozialen und kulturellen Beziehungen und an seinen seelisch-geistigen Bedürfnissen. Steiner sah die Anthroposophie nie als Gegensatz zur Schulmedizin, sondern als deren Ergänzung.

Der Heileurythmie liegt ein bewegungstherapeutisches Konzept zugrunde, das ein bewusstes, seelisch-geistiges Verhältnis zur Körperlichkeit sucht. Krankheit und Schmerz werden erlebt. Das macht die Heileurythmie bei der Behandlung von Rückenerkrankungen und Rückenschmerzen zu einem wertvollen Therapie-Instrument.

Die vorgestellten heileurythmischen Übungen unterstützen die einzelnen Körperfunktionen. Gleichzeitig sprechen sie das emotional-seelische Erleben und da-

mit die ganze Persönlichkeit an. Die rhythmische Gestaltung der Bewegungen fördert die Wiederherstellung der regenerativen Kräfte Ihres Körpers und stärkt die Vitalität.
Einige Übungen kräftigen Ihre Körperfunktionen bei Haltungsproblemen und geschwächtem Rücken. Sie fördern Ihre Ausdauer und Beweglichkeit. Andere Übungen stärken das seelische Erleben und stellen das emotionale Gleichgewicht wieder her.

Bewegungsformen für Sprachlaute

Grundlage der heileurythmischen Bewegungsübungen sind die beiden Hauptelemente der Sprache: Vokale und Konsonanten. Ihnen rechnet die Eurythmie eine bestimmte Bewegungsgeste zu.

Die Konsonanten

Bei den Konsonanten sind die charakteristischen Qualitäten eher »naturnah«: z. B. irdisch-fest, wässrig-fließend, luftig oder feurig. Die eurythmische Gebärde ist den naturhaften Bewegungen nachempfunden, die in dem jeweiligen Element vorkommen. Das Spektrum reicht von sanften, weichen, ruhigen und fließenden Bewegungen bis hin zu festen, konturierten, in sich abgeschlossenen, schnellen oder harten Bewegungsformen.

Je nach Art der Rückenerkrankung können Sie einen Bewegungsablauf üben oder eine Kombination von mehreren Bewegungen üben. Damit regen Sie in Ihrem Körper Prozesse an und aktivieren ihn.

Die Vokale

Bei den Vokalen steht mehr das seelische Erleben im Vordergrund. Wesentliche Qualitäten, die in den Vokalbewegungen zum Ausdruck kommen, sind: seelische Offenheit (A), Abgrenzungsfähigkeit (E), freie Entfaltung der Persönlichkeit (I), Bindungsfähigkeit (O) und Fähigkeit zur Ruhe (U).
Mithilfe der eurythmischen Vokalübungen beeinflussen Sie die seelischen Erlebnisebenen. Damit treffen Sie, bildlich gesprochen, einen wichtigen Nerv in der Behandlung Ihrer Rückenschmerzen.

WICHTIG !

BEI DEN ÜBUNGEN BEACHTEN

Dies gilt für alle heileurythmischen Übungen:
- Dauer der Übungen: bis zu 5 Minuten
- Wiederholungen: 3- bis 5-mal mit kurzen Pausen
- Wie oft: 1- bis 2-mal pro Tag

SO WIRKEN DIE HEILEURYTHMISCHEN ÜBUNGEN

DIE I-ÜBUNG: ZEIGEN SIE DURCH IHRE HALTUNG PERSÖNLICHKEIT!

Die Wirbelsäule hilft uns, die Schwerkraft zu überwinden und uns aufzurichten. Uns immer wieder aufzurichten und unseren Bewegungsapparat gesund zu halten ist aber auch eine fortwährende Herausforderung an unseren Rücken. Die I-Übung (siehe Seite 116) streckt, richtet auf und zentriert einen in der eigenen Mitte. Die Streckung kann mit dem Rücken, den Armen, den Beinen oder auch mit den einzelnen Fingern durchgeführt werden. Die I-Übung stärkt die körperliche Kraft und gibt wertvolle Bewegungsimpulse. Sie ist somit hilfreich bei schwacher Rückenmuskulatur, wirbelsäulenbedingten Schulter-Arm-Beschwerden und bei Sensibilitätsstörungen der Hände und Finger. Die Streckung regt den Kreislauf an und sorgt damit für eine bessere Durchblutung. Gleichzeitig atmen Sie durch den Wechsel von leichten Beuge- und Streckstellungen des Rückens tiefer.
Die I-Übung stellt eine Gleichgewichtslage zwischen allen Richtungen des Raumes her und vermittelt ein Gefühl der Körperstatik. Sie haben das Gefühl, sich im richtigen »Lot« zu befinden, und das ist besonders hilfreich bei allen Haltungsanomalien. Mithilfe der I-Übung können Sie Ihre Haltung vom inneren Körpergefühl her korrigieren und das eigene Haltungsmuster verändern.
Ein weiterer Anwendungsbereich sind Rückenprobleme aufgrund depressiver Krankheitserscheinungen. Denn die I-Übung bewirkt ein Gefühl der Leichtigkeit, der Befreiung und Aufhellung.

DIE U-ÜBUNG: STABILISIEREN SIE KÖRPER UND SEELE!

Die U-Übung (siehe Seite 117) ist bei chronischen Rückenerkrankungen besonders wirksam, denn sie steigert die Belastbarkeit und Stabilität. Ihre Rückenmuskulatur wird dabei zwar relativ stark beansprucht, die Übung ist aber in ihrer ruhigen Bewegungsart einfach auszuführen.
Sie wirkt allgemein kräftigend und stabilisierend auf den gesamten Organismus. Die symmetrische Bewegung korrigiert Ihre Statik und hilft Ihnen dabei, Fehlbelastungen selbst wahrzunehmen. Die U-Übung lässt Sie zur Ruhe kommen und vermittelt ein Gefühl erhöhter Sicherheit und Belastbarkeit.

DIE E-ÜBUNG: TRAINIEREN SIE, RÜCKGRAT ZU ZEIGEN!

Die E-Übung (siehe Seite 118) hat in der heileurythmischen Rückenbehandlung einen besonderen Stellenwert. Sie ist überall da angezeigt, wo dem Rücken nicht bewältigte Belastungen und Dauerstress aufgeladen werden und zu Beschwerden führen. Sie fördert die Abgrenzungsfähigkeit und stärkt das Selbstvertrauen, indem sie Ihnen hilft, sich souveräner zu fühlen. Bei Rückenschmerzen bedingt durch Angst oder Schwäche vermittelt die E-Übung ein Gefühl von Sicherheit.

DIE L-ÜBUNG: LÖSEN SIE VERHÄRTUNGEN!

Diese nur wenig Körperkraft erfordernde Übung (siehe Seite 118) eignet sich zum Auflösen von Verhärtungen und Versteifungen, besonders bei degenerativen Wirbelsäulenveränderungen. Sie hilft bei schmerzhaften Bewegungseinschränkungen wie Arthrose. Beschwerden beim Schulter-Arm-Syndrom lassen sich durch die Erweiterung des Bewegungsradius allmählich lindern. Die verhärtete und verkürzte Hals- und Nackenmuskulatur und die verspannte Schultermuskulatur werden durch die L-Übung dehnbarer, beweglicher und durchlässiger.
Durch ihre entkrampfende Wirkung ist diese Übung auch hilfreich bei Kopfschmerzen, die von der Halswirbelsäule ausgehen. Die Blutzirkulation wird angeregt und rhythmisiert. Bei Beschwerden der Brustwirbelsäule, wie bei Morbus Scheuermann (Wachstumsstörung der Wirbelkörper), können Sie die L-Übung zur Schmerzlinderung und zur Mobilitätssteigerung einsetzen. Bei Verschleißerscheinungen oder Vorwölbungen der Bandscheiben ist es besonders wichtig, Verhärtungen aufzulösen, um neue Vitalität freizusetzen.

DIE R-ÜBUNG: ENTKRAMPFEN SIE IHRE RÜCKENMUSKULATUR!

Die R-Übung (siehe Seite 120) ist einfach und leicht auszuführen. Sie eignet sich besonders, um Muskelverkrampfungen in den verschiedenen Regionen des Rückens zu lösen. Durch Fehlhaltung bedingte Verspannungen und Schmerzen, wie sie bei überdehnter, leicht ermüdender Muskulatur des Rundrückens oder bei verspanntem Flachrücken vorkommen, lassen sich durch die auflockernde R-Übung verbessern. Man kann sie auch gut bei degenerativen Veränderungen der Wirbelsäule mit Bewegungseinschränkungen einsetzen.

DIE T-ÜBUNG: KRÄFTIGEN SIE IHREN RÜCKEN!

Die symmetrische Bewegungsform der T-Übung (siehe Seite 120) wirkt sich korrigierend auf die Haltung aus und verhilft zu einer ausgewogenen Belastung zwischen rechter und linker Körperseite. Diese Bewegungsposition stärkt die Muskeln und Bänder des gesamten Rückens, da sie die Aufrechte betont. Dadurch wird die Belastungsfähigkeit des Rückens gesteigert. Die dynamische T-Übung gibt frische Impulse und regt zu Aktivität an. So wirken Sie Schwäche entgegen.
Tipp: Bauen Sie diese Übung in Ihr tägliches Fitnessprogramm ein. Sie ist ein gutes Haltungs- und Kräftigungstraining.

Das heileurythmische Übungsprogramm

Der Mensch ist fähig, seinen Körper willkürlich und frei in alle Richtungen zu bewegen. Wirbelsäule und Rücken tragen maßgeblich zu dieser Mobilität bei. Unsere Bewegungsfreiheit kann jedoch vielfältig gestört sein, und dies wiederum kann zu Rückenbeschwerden führen.
Die heileurythmischen Übungen beugen dem vor. Mit diesen Übungen können Sie einseitige Belastungen des Körpers, falsche Haltungsgewohnheiten, aber auch eine schwach ausgebildete Körperwahrnehmung ausgleichen.

Für wen eignen sich die Übungen?

Da sich die Übungen an die Leistungsfähigkeit des Einzelnen anpassen lassen, können Sie sie auch in Phasen akuter Rückenschmerzen anwenden. Neben dem seelischen Erleben bieten sie auch einen körperlichen Trainingseffekt.

I-A-O – die heileurythmische Grundübung

Diese einfache heileurythmische Übung hilft, ein Verhältnis zwischen Ihrem Körper und den Richtungen des Raums herzustellen. Drei für die Rückenbehandlung wesentliche Bewegungsrichtungen kommen hier zum Ausdruck:

- die vertikale Orientierung der menschlichen Gestalt (oben – unten)
- die Stabilität der Beine (rechts – links)
- die freie Beweglichkeit der Arme in der Mitte (vorn – hinten).

Die Übung stärkt nicht nur die Rückenmuskulatur und regt die Beweglichkeit Ihrer Wirbelsäule und aller beteiligten Strukturen an, sondern sie verbessert auch die Atmung und fördert den rhythmischen Ausgleich zwischen aktiver Anspannung und Loslassen. Je kräftiger und stabiler die Beine sind, desto stärker entlastet ist der Rücken und desto freier ist der Brustraum, die Mitte des Körpers.

1 I-Übung

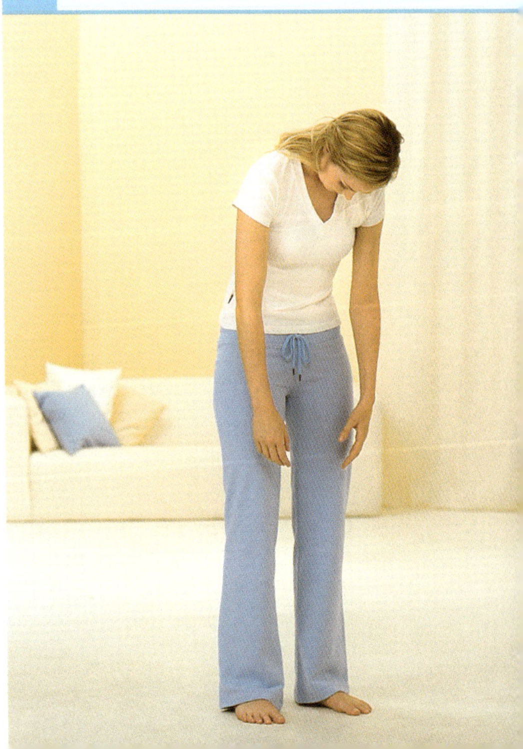

- Lassen Sie den Oberkörper nach vorn gebeugt entspannt hängen. 1
- Richten Sie dann die Wirbelsäule langsam durch Strecken des Rückens auf (I-Bewegung). Erleben Sie das Gleichgewicht zwischen der Schwerkraft unten und der Leichtigkeit oben. Versuchen Sie das Gefühl eines inneren Zentrums zu erspüren.
- Nun führen Sie Ihre gestreckten Arme seitlich nach oben und strecken Ihre Beine (A-Bewegung). Stellen Sie stabil und sicher den Bodenkontakt her und empfinden Sie die leichte Streckung als Kraft in den Beinen. 2
- Behalten Sie die stabile Stellung unten bei und bilden Sie gleichzeitig mit beiden Armen in Höhe der Körpermitte eine freie, runde Kreisform (O-Bewegung). Beginnen Sie die Kreisbildung hinten und führen Sie die Arme nach vorn, bis die beiden Hände sich mit den Fingerspitzen berühren. 3

Die Streckung des Oberkörpers und der Beine sowie die Kreisbildung der Arme müssen langsam und ohne zu stocken »fließen«. Dann beschleunigen Sie nach und nach die Bewegungsfolge, bis zum Schluss alle drei Richtungen gleichzeitig bewegt werden.

2 A-Übung

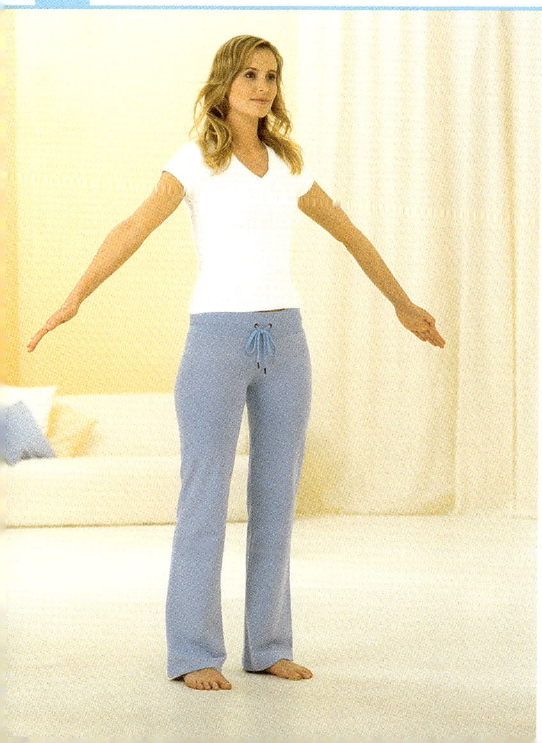

3 O-Übung

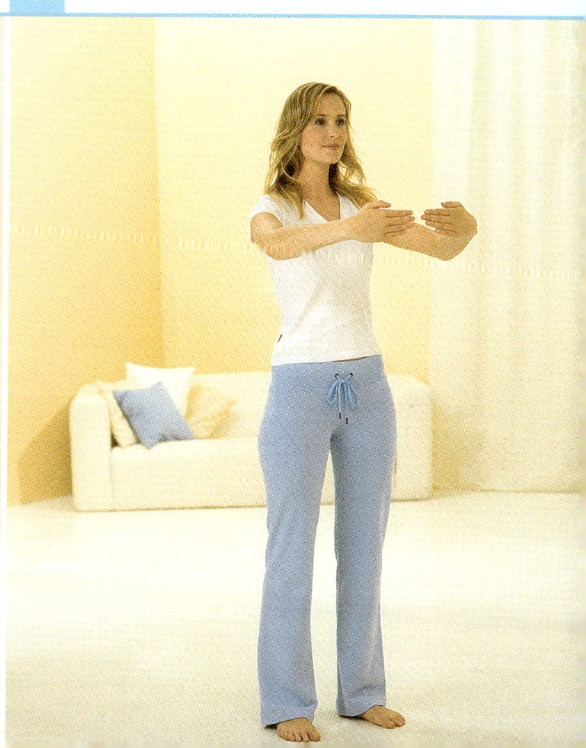

Die I-Übung

- Stellen Sie sich mit leicht gespreizten Beinen aufrecht hin. Erleben Sie in der Mitte Ihres Körpers (etwa in der Höhe des Brustbeins) eine Zentrierung. Das ist der Ausgangspunkt der I-Übung.
- Strecken Sie leicht den Rücken. Führen Sie den rechten Arm in einer leicht diagonalen Streckung seitlich nach oben, den linken Arm diagonal seitlich nach unten. 1 Spüren Sie – ohne übergroße Spannung und ohne großen Kraftaufwand – die Streckung durch den ganzen Oberkörper, die bis in die Fingerspitzen geht.
- Nehmen Sie beide Arme wieder herunter und wiederholen Sie die Übung, nun aber den linken Arm nach oben und den rechten Arm nach unten führen.
- Gehen Sie nun mit dem rechten Fuß nach vorn in eine Schrittstellung und führen Sie die Bewegung mit nach oben gestrecktem rechtem Arm aus.
- Dann wechseln Sie die Seite von Fuß und Arm.

Variation

Führen Sie den rechten Arm nach vorn oben und den linken Arm entsprechend nach hinten unten. Behalten Sie aber stets die diagonale Linie durch den Oberkörper bei!

Variation im Sitzen

- Setzen Sie sich auf die Stuhlkante und lassen Sie die Arme locker hängen.
- Machen Sie einen »Katzenbuckel«. In der hängenden, entspannten Position wird Ihre Rückenmuskulatur passiv gedehnt. 2
- Richten Sie dann den Rücken langsam Wirbel für Wirbel auf, bis Sie gerade sitzen. Dabei sollten Sie den Rücken nicht überdehnen, sondern die Streckung mit leichter Kraft steuern! Zum Schluss sollten Sie etwa in der Höhe des Brustbeins den Gleichgewichtspunkt zwischen oben und unten spüren.
- Lassen Sie los und gehen Sie wieder in die Beugestellung.

WICHTIG !

SELBSTBEWUSSTSEIN DEMONSTRIEREN

Achten Sie bei jeder I-Bewegung darauf, dass Sie sich selbstbewusst in den Raum hineinstellen, sowohl durch die aufrechte Gestalt als auch durch die befreiende, sich in den Raum hinein entfaltende diagonale Armbewegung. Für das Erleben, in sich zentriert zu sein, aber auch für die Statik Ihres Rückens ist es wichtig, dass alle Raumrichtungen, oben – unten, rechts – links, vorn – hinten, während der Bewegung im Gleichgewicht sind.
Lassen Sie sich von der hellen und unbeschwerten I-Bewegung anstecken und aufmuntern!

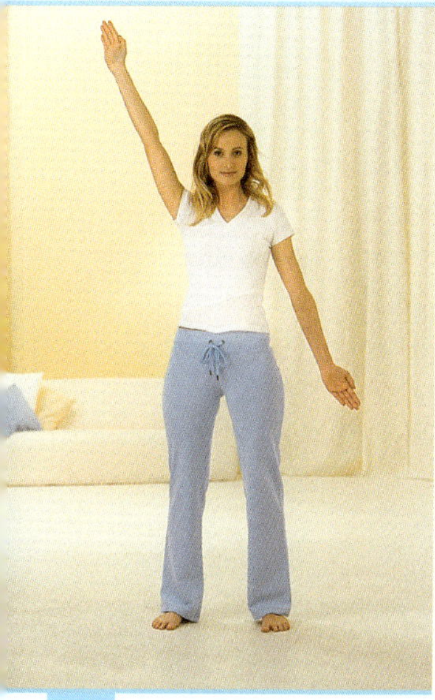

1 I-Übung

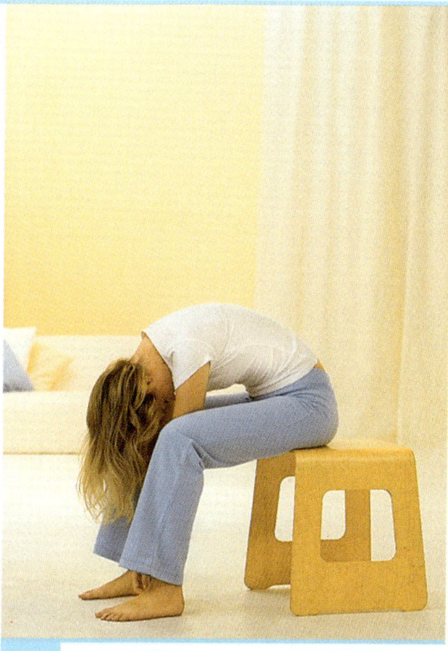

2 I-Variante

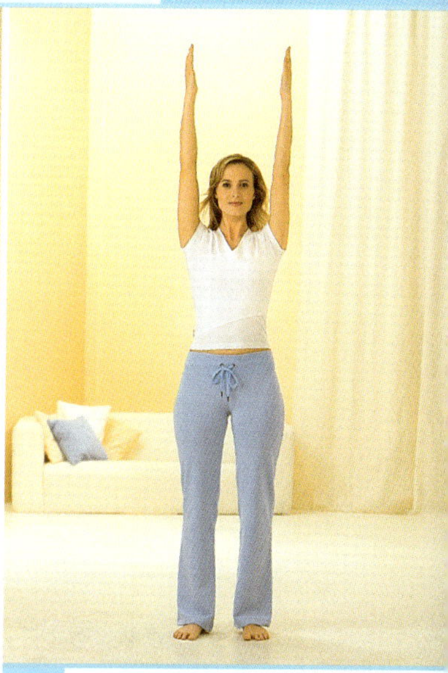

3 U-Übung

Aufrichtbewegung und Loslassen können Sie etwa 5-mal wiederholen. Dann, nachdem der Rücken aufgerichtet ist, nehmen Sie mit den Armen die I-Bewegung, die diagonale Streckbewegung, dazu.

Die U-Übung

- Stellen Sie sich aufrecht mit leicht gespreizten Beinen hin und lassen Sie die Arme seitlich herabhängen.
- Bringen Sie die Arme leicht gestreckt mit zum Boden weisenden Fingerspitzen vor dem Körper zusammen; die Handflächen sind nach innen gewandt. Der Abstand zwischen den Handflächen beträgt etwa 15 Zentimeter. Spüren Sie kurz die parallele Streckung und lassen Sie dann die Arme wieder hängen.
- Wiederholen Sie die Übung 4-mal, wobei Sie die Arme immer etwas höher strecken als vorher.
- Ihre letzte Bewegung führt ganz nach oben, sodass die Hände mit den Fingerspitzen in die Luft zeigen. 3

Achten Sie darauf, dass die Rückenmuskulatur bei jeder Armstreckung beteiligt ist. Auch sollte der Kraftaufwand rechts und links gleichmäßig und symmetrisch verteilt sein. Nach jeder zusammenführenden Armbewegung spüren Sie, wie durch das Anhalten der Bewegungsdynamik ein Wärme- und Kraftstau entsteht. Versuchen Sie ein Gefühl der Ruhe zu erspüren. Versinken Sie ganz in sich. Erkennen Sie die eigene Kraft und genießen Sie einen Moment lang Ihr standfestes und stabiles Körpergefühl.

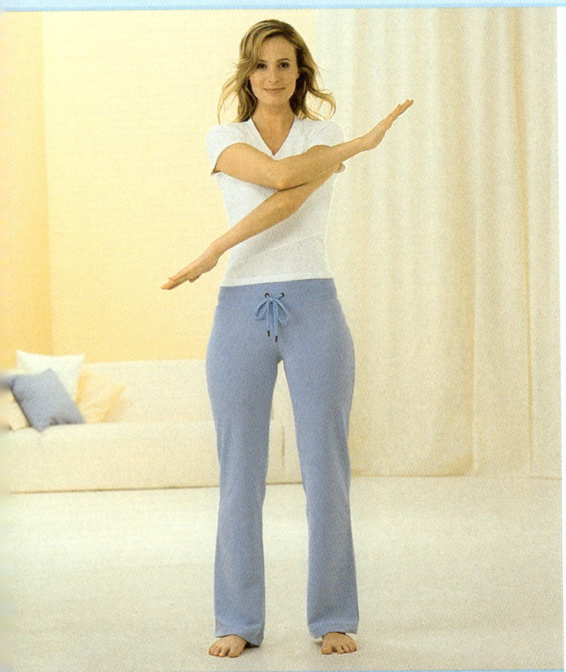

1 E-Übung

Die E-Übung

- Stellen Sie sich aufrecht hin und lassen Sie die Arme seitlich herabhängen.
- Überkreuzen Sie Ihre Arme wie auf dem Foto zu sehen in Brusthöhe und nehmen Sie die Berührungsstelle bewusst als einen »Haltepunkt in der Mitte« wahr. Erleben Sie diese Stellung der Arme als Schutzwall für das eigene Innere gegenüber der äußeren Welt. 1
- Wiederholen Sie die Übung mehrmals mit kurzen Pausen dazwischen.

Betonen Sie die Abgrenzungsgeste, indem Sie den Rücken in eine deutlich aufrechte Position bringen (Rückgrat zeigen), während Sie die Arme überkreuzen.

- Gehen Sie einen Schritt vorwärts, betonen Sie Ihre aufrechte Haltung und führen Sie die überkreuzenden Armbewegungen erneut durch.
- Wiederholen Sie die Übung, indem Sie die Arme andersherum kreuzen.

Bei dieser Übung dürfen Sie viel Platz im Raum für sich beanspruchen. Sagen Sie sich: »Da, wo ich stehe, kann kein anderer stehen.« Lassen Sie das aufkommende Gefühl der Standfestigkeit und der Kraft eine Weile nachwirken und wiederholen Sie die Übung dann mehrmals in der gleichen Reihenfolge.

Die L-Übung

Stellen Sie sich einen Baum vor. Malen Sie sich aus, wie der Baum Wasser aus der Erde aufnimmt, wie dieses Wasser entgegen der Schwerkraft den Baumstamm entlang hinaufsteigt und wie sich das Wasser – oben angekommen – weit ins Astwerk ausbreitet.

- Stellen Sie sich mit leicht gespreizten Beinen aufrecht hin und lassen Sie die Arme seitlich herabhängen.
- Führen Sie beide Arme unten zusammen, so als ob Sie etwas schöpfen wollten, das Sie dann entlang der Körpermittelachse hochheben.
- Wenn Sie die Streckung erreicht haben, öffnen Sie die Arme in einer sich weit ausbreitenden Bewegung. 2

- Führen Sie die Arme nun seitlich wieder nach unten.
- Sobald die Arme unten angekommen sind, beginnt der Bewegungsablauf wieder von vorn.

Die aufsteigende Bewegung sollte dynamisch sein, die in die Weite reichende Bewegung leicht und lösend. Die wieder herunterführende Bewegung hat weniger Tempo. Hierbei kommt es darauf an, das Herabsinken bewusst zu erleben.
Bei dieser Übung ist es wichtig, die nach unten ziehende Schwere bei jedem neuen Bewegungsbeginn zu überwinden. Achten Sie auf den belebenden Wechsel zwischen dem Zusammenziehen und dem Ausdehnen: schwer und leicht, schnell und langsam.

Variationen

Sie können die L-Übung an Ihre Bewegungssituation anpassen.

- Sind Sie momentan in Ihren Bewegungen stark behindert, können Sie die Übung auch im Sitzen ausführen. Die Bewegungsabfolge bleibt erhalten, nur der Radius der Armbewegung verkleinert sich (»kleiner Baum«).
- Sie dürfen die Übung sogar so weit zurücknehmen, dass nur die Schultern oder die Hände sie ausführen. 3

Doch auch bei sehr kleinen Bewegungen sollten Sie auf eine fließende, ständig die Form und Dynamik verändernde Bewegungsqualität achten.

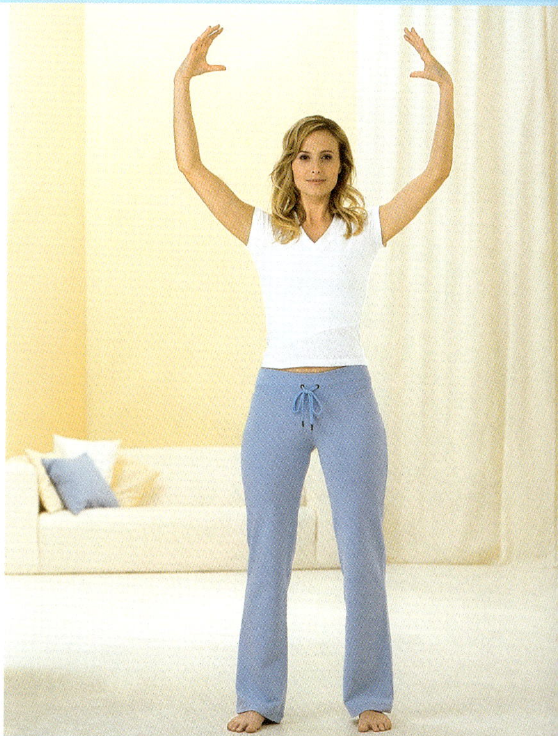

2 L-Übung

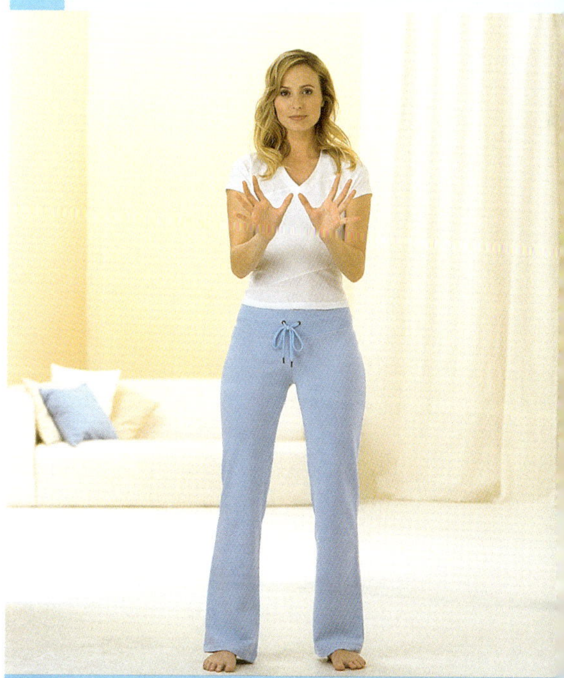

3 L-Variante

Die R-Übung

- Setzen Sie sich auf die Stuhlkante, die Arme hängen locker seitlich herab.
- Winkeln Sie die Arme rechtwinklig zum Körper an. Strecken Sie sie dann nach vorn und führen Sie eine rollende Kreisbewegung aus. Beginnen Sie »klein« und lassen Sie die Kreise immer größer werden, bis ein »Riesenrad« entsteht.
- Begleiten Sie die Armbewegung nun mit leichten Beuge- und Streckbewegungen des Rückens. Beginnen Sie wieder zunächst mit kleinen Kreisen, bis die maximale Rückenbeuge bzw. Rückenstreckung erreicht ist.
- Stellen Sie sich nun in Schrittstellung hin, das rechte Bein steht vorn. Führen Sie nun im Wechsel Beuge- und Streckbewegungen in leicht rollender Form aus: nach vorn, unten, hinten, oben. Bei gebeugtem Knie ist die ganze Körperhaltung leicht nach vorn geneigt, bei gestrecktem Bein richten Sie den Rücken leicht nach hinten geneigt auf.
- Begleiten Sie nun die Bein- und Rückenbewegungen durch kreisende Rollbewegungen der Arme. Beginnen Sie wieder »klein« 1 und lassen Sie die Kreise immer größer werden. 2
- Das machen Sie 3- bis 4-mal in einer Stellung. Dann wechseln Sie den Schritt und fahren wie beschrieben fort.
- Wiederholen Sie das Ganze über insgesamt etwa 5 Minuten.

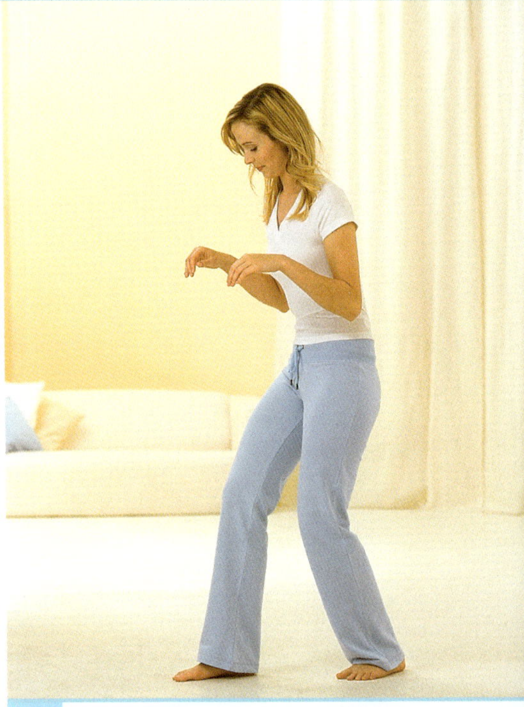

1 R-Übung: kleine ...

Bei starken Rückenschmerzen ist es sinnvoll, die R-Übung längere Zeit nur im Sitzen und mit minimalem Bewegungsradius auszuführen.
Die unbeschwerte, dynamisch-leichte R-Bewegung kann Sie anregen, mit Ihrem Rücken nicht nur fordernd, sondern liebevoll-spielerisch umzugehen.

Die T-Übung

- Stellen Sie sich aufrecht hin und lassen Sie die Arme seitlich herabhängen.
- Führen Sie nun die Arme seitlich in einem Halbkreis nach oben über den

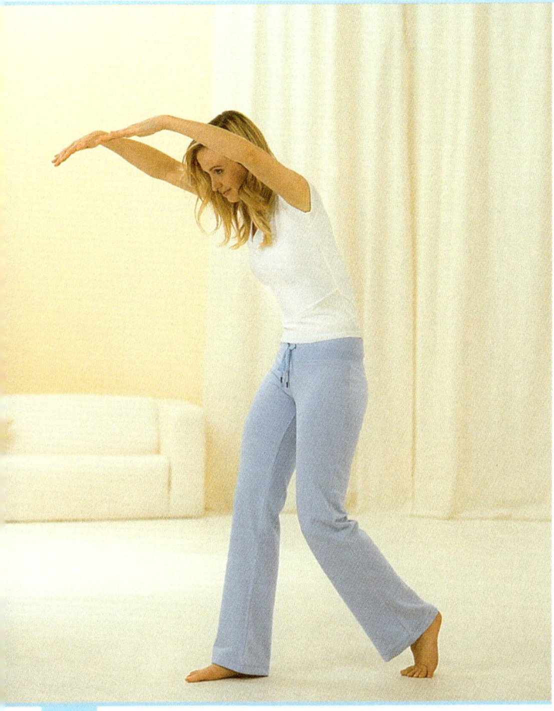

2 ... und große Kreise

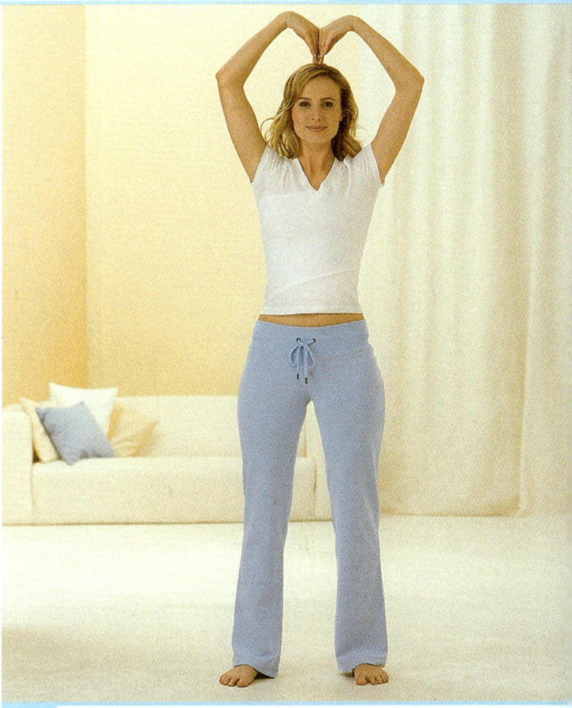

3 T-Übung

Kopf, bis die gestreckten Fingerspitzen sich berühren.

- Führen Sie nun die Hände zusammen, sodass die Handrücken aneinander liegen und die Fingerspitzen in Richtung Kopfmitte (Scheitel) zeigen.
- Bewegen Sie die Arme in dieser Stellung nach unten, bis die Fingerspitzen die Kopfmitte leicht berühren. Die Oberarme und Ellbogen sollen dabei nach hinten gestreckt sein, und die Wirbelsäule soll gerade aufgerichtet bleiben. Diese Position kurz halten. 3
- Nun lassen Sie die Arme wieder sinken und entspannen Sie sich.
- Wiederholen Sie diesen Ablauf mit kurzen Zwischenpausen mehrfach.

Führen Sie die Bewegung kräftig mit dynamischem Schwung nach oben aus und treffen Sie genau den Körpermittelpunkt. Dann sollte sich die Bewegungsdynamik beruhigen. Achten Sie darauf, dass der Rücken während des Bewegungsablaufs leicht gestrafft und gerade bleibt (kein Hohlkreuz machen!).

Versuchen Sie, sich in den Pausen vollständig zu entspannen. Setzen Sie durch die Übung eine innere Kraft in Bewegung und erleben Sie sich gleichzeitig als Beweger und Bewegter.

Zum Nachschlagen

Bücher, die weiterhelfen

› **Butler, D., Moseley, G.L.:** *Schmerzen verstehen.* Springer Verlag, Berlin

› **Casser, H. R., Forst, R.:** *Neuroorthopädie – Rückenschmerz interdisziplinär.* Steinkopff Verlag, Darmstadt

› **Dunkel, R. M.:** *Das Kreuz mit dem Kreuz.* Reinhardt Verlag, München

› **Hildebrandt, G., Müller, M., Pfingsten, M.:** *Lendenwirbelsäule.* Urban & Fischer/Elsevier Verlag, München

› **Jankovic, D.:** *Regionalblockaden in Klinik und Praxis.* Blackwell Verlag, Oxford

› **Milz, F.:** *Naturheilverfahren bei orthopädischen Erkankungen.* Hippokrates Verlag, Stuttgart

› **Morschitzky, H., Sator, S.:** *Wenn die Seele durch den Körper spricht.* Walter Verlag, Düsseldorf

› **Schiepek, G.:** *Neurobiologie der Psychotherapie.* Schattauer Verlag, Stuttgart

› **Todd, M.:** *Der Körper denkt mit.* Hans Huber Verlag, Bern

› **Treichler, M.:** *Neue Zeiten – neue Leiden.* Johannes Mayer Verlag, Stuttgart

› **Van den Berg, F.:** *Angewandte Physiologie – Schmerzen verstehen und beeinflussen.* Thieme Verlag, Stuttgart

Bücher aus dem GRÄFE UND UNZER VERLAG, München

› **Froböse, I.:** *Das neue Rückentraining.*

› **Heepen, G.:** *Schüßler-Salze. 12 Mineralstoffe für die Gesundheit.*

› **Johnen, W.:** *Muskelentspannung nach Jacobson.*

› **Langen, D.:** *Autogenes Training.*

› **Reitz, S.:** *Seelische Beschwerden – körperliche Ursachen.*

› **Schaenzler, N. u. a.:** *Laborwerte.*

› **Schmauderer, A.:** *Wirbelsäulengymnastik.*

› **Schmauderer, A.:** *Wirbelsäulengymnastik – nebenbei & unterwegs.*

› **Schmidt, R., Helmkamp, A., Mack, N., Winski, N.:** *Nordic Walking.*

› **Schutt, K.:** *Massagen. Wohltat für Körper und Seele.*

› **Sommer, S.:** *Homöopathie.*

› **Stumpf, W.:** *Homöopathie.*

› **Tempelhof, S.:** *Gesunde Gelenke – schmerzfrei und beweglich.*

› **Tempelhof, S.:** *Osteopathie. Schmerzfrei durch sanfte Berührungen.*

› **Trökes, A.:** *Yoga für Rücken, Schulter und Nacken.*

› **Wagner, F.:** *Akupressur.*

› **Wiesenauer, M.:** *Homöopathie für die Seele.*

› **Wiesenauer, M.:** *Homöopathie Quickfinder. Der schnellste Weg zum richtigen Mittel.*

› **Wiesenauer, M.:** *Homöopathie – Das große Handbuch.*

Adressen, die weiterhelfen

› **Dr. med. Siegbert Tempelhof**
Centrum für Komplementärmedizin München (CFK)
Lortzingstr. 26
81241 München
www.cfk-muenchen.de
Messerschmittring 18
86343 Königsbrunn/Augsburg
www.dr-tempelhof.de

Adressen, die weiterhelfen

› Markus Treichler, Psychiater/ Psychotherapeut
Pirko Ollilainen, Diplom-Heil-eurythmistin
Filderklinik, Im Haberschlai 7
70794 Filderstadt/Stuttgart
psychosomatik@filderklinik.de,
mail@filderklinik.de

› Dr. med. Danilo Jankovic,
Schmerztherapiezentrum Köln-Hürth
Luxemburgerstr. 323–325
50354 Köln-Hürth
www.schmerztherapie-jankovic.de

› Patienteninformationsportal des Berufsverbandes der Fachärzte für Orthopädie e. V. 10711 Berlin
Kronprinzendamm 15
www.orthinform.de
Informiert über Arthrose, Osteoporose, Rückenschmerzen, Sportverletzungen

› Deutsche Schmerzliga e. V.
Adenauerallee 18
61440 Oberursel
www.schmerzliga.de
Hilft allen, die unter chronischen Schmerzen leiden

› Contra Schmerz Patienten-Hilfe
Grünenthal GmbH
52099 Aachen
www.contraschmerz.de
Informiert über den Schmerz und den Eigenbeitrag, den der an chronischen Schmerzen Leidende leisten sollte

› Deutsche Schmerzgesellschaft e. V.
www.deutsche-schmerzgesellschaft.org
Informiert über chronische Schmerzen und deren Behandlungsmöglichkeiten

› Deutsche Schmerzhilfe e. V. (DSH)
Woldsenweg 3
20249 Hamburg
www.schmerzhilfe.org
Interessenvertreter aller Schmerzpatienten

› Deutsches Grünes Kreuz e. V. – Forum Schmerz
Schuhmarkt 4
35037 Marburg
www.forum-schmerz.de
Bietet Patienteninfo zum Thema Schmerz

› Aktion Gesunder Rücken e. V.
www.agr-ev.de
Bietet konkrete Lösungsansätze zum rückengerechten Alltag sowie Behandlungsmöglichkeiten

› Bundesverband der deutschen Rückenschulen e. V.
www.bdr-ev.de
Hier erhalten Sie Adressen von Rückenschullehrern

› Österreichische Schmerzgesellschaft
St. Veiter Straße 34, A-9020 Klagenfurt, www.oesg.at
Informiert über Schmerzen des Bewegungsapparates

› Schweizerische Gesellschaft zum Studium des Schmerzes
Reppischtalstr. 25
CH-8914 Aeugstertal
www.pain.ch
Informiert über Schmerz, seine Ursachen und Behandlungsmöglichkeiten

› Vereinigung Schweizer Schmerzpatienten (VSP)
Klingental 5
CH-4058 Basel
Informiert und berät über chronische Schmerzen, bietet Hilfe und Anregung

Internetseiten zum Thema Rückenschmerz, die weiterhelfen

www.uni-duesseldorf.de
www.ruhr-uni-bochum.de
www.rki.de
www.patientenleitlinien.de
www.medicine-worldwide.de
www.g-netz.de
www.planet-wissen.de
www.deutsches-arthrose-forum.de
www.wirbelsaeulenliga.de
www.ws-rs-st.de
www.medknowledge.de
www.schmerz-online.de
www.informationen-zu-schmerzen.de/patienten
www.gesund.co.at
www.lebenohneschmerz.ch
www.schmerzinfo.ch

Sachregister

Impressum

Programmleitung:
Ulrich Ehrlenspiel
Redaktion:
Barbara Fellenberg
Lektorat: Angelika Lang
Fotoproduktion:
Marcel Weber, München

Für die freundliche Unterstützung der Fotoproduktion ein Dankeschön an:
Sport Scheck, München
Karstadt Sport, München

Weitere Fotos
Corbis: Seite 8, 28, U4 re.; GU-Archiv: Seite 4 (A. Hoernisch); Iconica: Seite 64, 128; Jump: Coverbild, Seite 23, 34, 48, 56, 72 + U3, 80; Mauritius: Seite 26; Medicalpicture: Seite 17, 19; Zefa: Seite 14, 46

Satz: Dorothee R. Griesbeck, Die Buchmacher, München
Innenlayout: independent Medien-Design, Claudia Ehrl
Umschlaggestaltung: independent Medien-Design, Claudia Hautkappe
Herstellung: Petra Roth
Lithos: Repro Ludwig, Zell am See
Druck: Appl, Wemding
Bindung: Sellier, Freising

Die GU-Homepage finden Sie unter www.gu-online.de

Umwelthinweis
Dieses Buch wurde auf chlorfrei gebleichtem Papier gedruckt. Um Rohstoffe zu sparen, haben wir auf Folienverpackung verzichtet.

ISBN 978-3-7742-6987-3

3. Auflage 2008

GRÄFE UND UNZER
100 JAHRE GANSKE VERLAGSGRUPPE

Ein Unternehmen der
GANSKE VERLAGSGRUPPE

Wichtiger Hinweis

Die in diesem Buch wiedergegebenen Erkenntnisse und Therapiemöglichkeiten bei Rückenschmerzen bilden den gegenwärtigen medizinischen Wissensstand ab. Komplementäre Therapieempfehlungen entsprechen nicht der allgemeinen schulmedizinischen Meinung. Medizinische Erkenntnisse sind einem ständigen Wandel unterworfen. Jeder Leser ist aufgefordert, in eigener Verantwortung zu entscheiden, ob und inwieweit die in diesem Buch dargestellten Behandlungsverfahren eine Alternative oder Ergänzung zu anderen Verfahren darstellen. Eigenbehandlungen können eine Diagnose und Behandlung durch einen Arzt oder anderen heilberuflich tätigen Therapeuten nicht ersetzen. Geschützte Warennamen® sind nicht besonders gekennzeichnet. Aus der fehlenden Angabe kann nicht geschlossen werden, dass es sich um freie Warennamen handelt. Weder Autor noch Verlag können für eventuelle Nachteile oder Schäden, die aus den im Buch gegebenen praktischen Hinweisen resultieren, eine Haftung übernehmen.

Das Wichtigste auf einen Blick

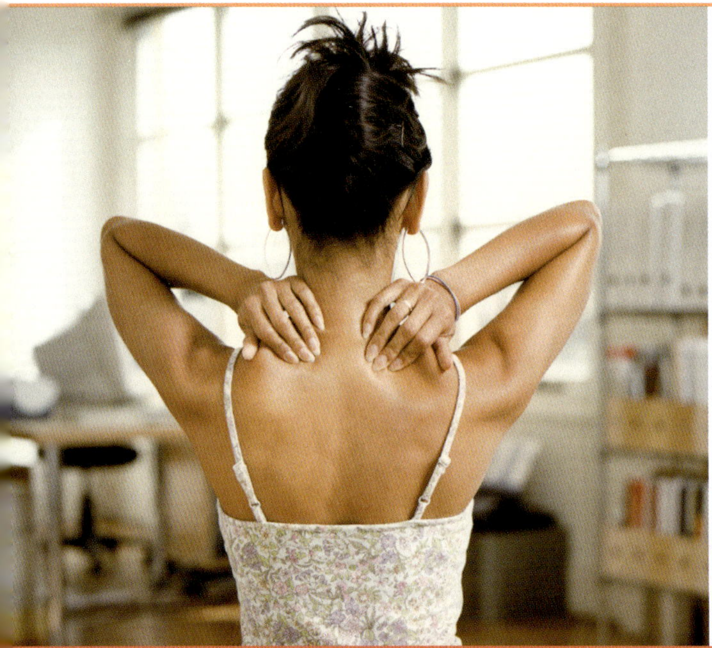

ERSCHRECKENDE ZAHLEN

Europaweit lebt in 36 Prozent der Haushalte ein chronisch schmerzkranker Patient. Das heißt, er leidet mindestens über drei Monate lang an Schmerzen. Davon sind 24 Prozent, in Deutschland sogar 34 Prozent, von Rückenschmerzen betroffen.

DENKEN SIE DEN SCHMERZ WEG!

Negative Gedanken können den Schmerz verstärken. Doch mit positiven, bejahenden Gedanken bieten Sie ihm Paroli. Versuchen Sie, Ihre individuellen Ermutigungsformeln zu finden. Als Beispiele zwei Mantras zur Bejahung des Rückens:

› Mein Rücken ist stark und breit. Er schützt und stützt mich!

› Mein Rücken ist stark und kräftig. Er hält mich gerade und aufrecht!

WIR MACHEN UNSEREN SCHMERZ SELBST

Schmerz ist ein subjektiver Eindruck. Er wird im Gehirn mit früheren Erfahrungen und der momentanen Situation in Zusammenhang gebracht und uns so bewusst. Fühlen Sie sich derzeit wohl und haben Sie in der Vergangenheit wenig Schmerzliches erfahren, bewerten Sie den Schmerz nicht sehr hoch. Schmerz lässt sich auch beeinflussen: Nehmen Sie ihn entspannt, mit Humor und guter Laune, dann hat er keine Chance, chronisch zu werden.